露易絲・賀 蒙娜麗莎・舒茲 著 陳孟君 譯
Louise L. Hay Mona Lisa Schulz

一切安好

結合醫學、肯定句與直覺力的身心靈完全療法

All is Well Heal Your Body with Medicine, Affirmations, and Intuition

每當出現問題時，請一遍遍重複：

「一切安好。

一切都是為了我的最高利益。

這種情況只會帶來好處。

我很安全。」

這將在你的生活中創造奇蹟。

祝福你平安喜樂。

——露易絲・賀

各界好評

《一切安好》是一部關於如何透過心靈潛能促進身體健康的重要著作。由蒙娜麗莎．舒茲醫師與露易絲．賀身心靈大師合著，書中深刻揭示了僅依靠醫學的局限，並強調結合身心靈智慧能夠帶來強大的療癒力量。核心理念是：人們擁有自我療癒的內在力量。通過分享醫師自身及病患的康復案例，本書提供了一種新的視角，看待身體與心靈的密切聯繫。充滿愛與眞誠的頁面指引讀者學會調節七個情緒中心，激發身心靈的自我療癒能力。

——亞蒂絲，「Eydis 亞蒂絲冥想」頻道 YouTuber

《一切安好》簡直太棒了。蒙娜麗莎．舒茲博士將她在健康方面的專業知識，以及人類意識領域領導人物之一露易絲．賀的療癒智慧，融爲一體。這本書向露易絲的直覺力天賦致敬，她的正向思考首先成爲愛滋病患者的榜樣，進一步療癒其他無數的人。

——凱若琳・密思，《紐約時報》暢銷書《原型：你是誰？》（*Archetypes: Who Are You?*，暫譯）作者

今日的世界資訊太多，智慧太少，且幾乎少有直指問題核心——尤其在健康領域。但《一切安好》透過結合醫學科學與直覺力來做到這一點。身爲前專業護理師，我堅持使用最新醫學實證的科學證據來照顧個人健康。但我也尊重自己的故事、經歷與獨特的直覺力——我用這些來告知自己的能力，在日常生活中找到內心平靜、健康與平衡。這本書也採用了同樣的方法，所以當我一開始閱讀時，就覺得好多了。如果你今年只能讀一本健康書，這本書正適合你！

——娜歐米・賈德，《娜歐米突破指南》（*Naomi's Breakthrough Guide*，暫譯）作者

《一切安好》是未來我們需要成爲自己的心靈醫師的必讀手冊。最好的健康保險是學習如何保持健康，露易絲·賀和蒙娜麗莎·舒茲博士是很棒的老師。

——朵琳·芙秋，《大天使拉斐爾的療癒奇蹟》（*The Healing Miracles of Archangel Raphael*，暫譯）作者

我們知道心理會影響身體的生理機能。我們知道疾病背後的情緒根源，而且很少有疾病是單純的生物學疾患。我們知道肯定句的好處，就像露易絲·賀幾十年來一直教授的那樣。然而科學醫學數據、心理學和靈性——以及露易絲·賀和蒙娜麗莎·舒茲博士的精采觀點——從未如此輕鬆地相互交織。無論你正受疾病所擾、與患者一起努力，還是只想找到最佳的健康生活法，都可以閱讀這本精采的書並激勵自己。接下來的答案可能是你迄今爲止最好的良藥。

——麗莎·蘭金，《心靈更勝藥物》作者

前言
露易絲的歡迎詞

親愛的讀者，無論你是我的新讀者還是長期的忠實擁護者，我很高興向你介紹這本書。

《一切安好》從新鮮且令人興奮的角度來看待我的指引。本書的合著者蒙娜麗莎．舒茲是我喜愛和崇敬的專家，多年來，她一直向我承諾會收集科學證據來支持我傳授多年的內容。雖然我不需要證據來證明這些方法有效——我評估事物時向來仰賴的是自己的「內在力量」——但我知道，有很多人只在看得見科學證據的情況下，才會考慮採納新想法。因此，我們在此向你展示科學。有了這些新資訊，我知道，將有全新的人會意識到他們擁有的療癒身體的力量。

請讓這本書成爲你的指南。接下來，蒙娜麗莎將一步步揭示人們從患病走向健康的過程——描繪情緒健全與身體健康之間的關聯，以及我們開出的療癒處方。本書將醫學健康、全人醫療、營養保健與情緒健全結合在這本用心整理的作品中，可供所有人隨時隨地閱讀。

第一章

身心靈完全療法：醫學、肯定句與直覺力的整合

過去三十年來，人們不斷深入探索以肯定句、醫學和直覺力來療癒身心的方法。

儘管有許多才華洋溢、天賦異稟的人在一路上引領眾人，但不可否認這領域的首席先驅是露易絲・賀。這場運動始於二十世紀八〇年代，當時許多人都買了露易絲的「小藍書」《創造生命的奇蹟：身體調癒A－Z》，並發現了特定思維模式導致的身體疾患。誰能想到我的人生會因這本小藍書而起變化？但它確實改變了一切。它幫助我塑造了自己的醫學實踐之道，帶領我走上為患者和自己改善健康的道路。

正如你想的那樣，當Hay House出版社提議我和露易絲合寫一本書，整合直覺力、肯定句和醫學方法（西方傳統醫學與替代療法）的療癒力量時，我真的非常激動——事實上是比激動更激動。這將成為最完整的療癒系統！得以運用這些內容……還是和露易絲一起！我怎能說不？

我讀醫學院時是帶著《創造生命的奇蹟：身體調癒A－Z》去的。我花了很長的時間研究腦科學並取得博士學位，在經歷醫學與科學訓練的波折時，我會邊哭邊讀這本書。沒哭的時候我也時常翻閱這本小藍書。得了鼻竇炎或鼻涕倒流時，我會在書中查找相關的思維模式，原來鼻涕倒流又稱爲「內心哭泣」。當我因一筆筆的學生貸款緊張，出現坐骨神經痛和下背部問題時，我再次翻開它，印證了坐骨神經痛與「對金錢和未來的恐懼」有關。

一次次的經驗讓我印證了這本書是有道理的，但我始終無法了解，露易絲是從哪得出她的「肯定句系統」的？究竟是什麼讓露易絲從四十年前，就開始對人類的思維與健康間的關係進行「臨床觀察研究」？沒有科學背景及受過醫學訓練的她，是如何觀察出諮詢對象的特定思維模式與健康問題之間的相關性，並寫出能精準解決人們健康問題的書？露易絲的方法確實有效，但我不知道她是從何知道或做到的，我怎麼想也想不透。

由於需要（或說煩惱）是發明之母，我決定深入研究露易絲的肯定句系統背後的科學，找出大腦和身體疾病的情感關聯。我發現的相關性幫助我創建了一套療癒系統，指導我安度超過二十五年的直覺力諮詢以及醫師和科學家生涯。但直到和露易絲合寫這本書我才意識到，將這套療癒系統與露易絲的肯定句結合，將產生多強大的力量。

直覺力的重要性

一九九一年，我完成了兩年的醫學院培訓和三年的博士課程，準備去醫院實習完成學位。我穿著白袍、帶著聽診器和塞滿整個口袋的隨身手冊，走進當時的美國波士頓市立醫院。

第一天，住院醫師來找我，告訴我第一位患者的姓名和年齡後說：「她就交給妳了。」我嚇壞了。除了姓名和年齡，我不知道這位患者的更多資訊了！我該如何知道她出了什麼問題？

在去急診室的電梯裡我很緊張。我知道怎麼幫患者做基本檢查，但該怎麼用掛在脖子上的聽診器，我可就不怎麼確定了。我拿著病歷夾在電梯裡站著，瞬間我似乎在腦海中看到了那位患者的影像，身材中等、微胖、穿著萊姆綠緊身褲的女士撫著右上腹尖叫道：「醫生、醫生！我的膽囊！」天哪！如果她確實有膽囊問題，我該進行什麼醫療處置？當電梯在樓層之間緩慢移動，我抓緊時間翻閱口袋裡的隨身手冊，快速研究如何治療有膽囊問題的患者。我在病歷上一一確認需要針對膽囊問題所做的基本檢查：肝臟超音波、檢查肝酵素、觀察患者的眼白。

電梯門打開了，我跑進急診室拉開隔間簾。一位身穿萊姆綠緊身褲的女士躺在病床上尖叫道：「醫生、醫生！我的膽囊！」這一定是巧合，對吧？

第二天，住院醫師又一次大聲說出病患的名字和年齡後就要我去急診室。我腦中再次浮現病患的影像，這次是膀胱感染。我又預演了一次我該如何治療膀胱感染的患者，結果見到患者後，還眞的是膀胱感染。第三天我又經歷了相同的過程，我的直覺力再次精準預測。三天後，我意識到自己的大腦有些獨特，可以讓我預見自己最終將在醫院看到的事物。直覺力在我評估患者病況時發揮了很大的作用，但隨後我很快就意識到，它的用處比我一開始想的更有用。

身體的直覺力

人體就像一部神奇的機器。是機器就需要定期維護、保養，才可能高效運作。身體出狀況的原因很多，可能是遺傳、環境或飲食等，但正如露易絲在《創造生命的奇蹟：身體調癒 A-Z》中所說，**每種疾病都會受到情緒的影響**。

在露易絲提出此結論的數十年後，科學界也發表了證實相關論點的研究。研究顯示，恐懼、憤怒、悲傷、愛與喜悅會對身體產生特定影響。憤怒會使肌肉緊繃、血管收縮，導致高血壓與血流受阻，心臟醫學則告訴我們喜悅與愛會產生不同的效果。如果你看過露易絲的小藍書，就會發現心臟病發與其他心臟問題，正是出於「內心所有的快樂都被榨乾」「心開始變硬」與「缺乏喜悅」。而「我把快樂帶回心中」與「我滿心喜悅地釋放了過去，我很平靜」等肯定句，正是露易絲扭轉上述問題使用的有效工具。

思維模式會以可預測的方式影響身體釋放的化學物質，以回應人們產生的種種情緒。例如，當恐懼長期成爲一個人的主要情緒，持續釋放壓力荷爾蒙（特別是皮質醇）引發一連串化學物質的骨牌效應，將導致心臟病、體重增加和憂鬱症。其他的情緒與想法就和恐懼一樣，會遵循一定的模式，以疾病的形式反映在身體上。

在擔任醫師的過程中我還發現，雖然情緒會傳遍身體各處，但對器官的影響卻會因生活中不同的事件而異。這就是直覺力的作用之處。如果沒有經由意識覺察到自己或所愛之人在生活中的情緒狀況，這些訊息往往便會透過直覺傳遞給我們。

在地球上，人可以透過五種感官啓動感覺：視覺、聽覺、身體感覺、嗅覺和味覺。此外，還有可與五種感官類比的「超感官直覺力」：超視覺力（視覺）、超聽覺力（聽覺）、超感應力（身體感覺）、超嗅覺力（嗅覺）和超味覺力（味覺），讓我們可以接收到更多訊息。

例如，腦海中突然閃過一個畫面，讓你「看到」朋友正處於危險之中。一陣恐懼突然襲來，讓你似乎能「聽到」五分鐘後將有通電話，正要打來告知你親人去世的惡耗。在有人逼你接下一筆糟糕的生意之前，「感覺到」將產生不愉快的記憶，或覺得自己「嗅到了」可疑的氣息。或者，有時身體會產生不舒服的感覺。無論是「內在直覺」還是「心在抽痛」，都似乎在警告你將在關係裡遇上問題。

以上這些人們普遍理解的直覺力，得以在資訊不足的情況下指引我們處理問題，例如在整個行醫過程助我一臂之力的直覺力。除此之外，身體與生俱來的直覺力還能引導我們找出生活中的失衡之處，即使我們尚未透過意識覺察到這點。

想獲得全然的療癒，必須仔細關注身體透過直覺力傳遞的訊息，並藉由邏輯思考能力與客觀證據，找出生活中導致健康失衡的原因。就像自行車的前後輪都需要充氣，我們也需要透過思考邏輯和客觀事實來平衡情感與直覺。完全忽略直覺的思考方式，或完全仰賴直覺卻缺乏思考就貿然行事，都會造成災難。我們必須同時使用這兩種工具來創造健康。至於該如何做到這點？重點在於四種方法：

1. 意識到自己和生活中其他人的情緒。記下恐懼、憤怒和悲傷帶來的警訊。
2. 清楚分辨隨著不同感覺在我們腦海盤旋的是什麼想法。
3. 辨識出痛苦的症狀，並偵測其位於身體哪些部位。
4. 解密症狀背後的直覺/情感思維模式訊息，並理解每種疾病也部分歸因於飲食、環境、遺傳和身體損傷。

直覺力的儀表板警示燈號

那麼，我們該如何解讀身體的直覺，了解它試圖告訴我們的訊息呢？

請將身體想像成汽車儀表板，上面有一排緊急警示燈號——當生活中有事需要注意時燈就會亮起，就像身體會產生症狀。誰沒見過那煩人的油表燈呢？警示燈似乎總會在我們不方便去加油的時候亮起，直到油量低到油箱幾乎要冒煙。同樣地，如果我們在生活某個層面感到空虛或過度運轉，身體的某部分就會暗示我們、向我們低語，甚至痛苦地大喊。

我們體內共有七顆警示燈，每顆警示燈都代表一組器官群，每組器官群的健康狀況都與特定的思維模式或行爲有關。我們將每組器官群稱爲「情緒中心」，因爲它們的健康與相應的情緒問題有關。例如，與安全感有關的器官是骨骼、血液、免疫系統和皮膚，相較於感到安心的時刻，在我們缺乏安全感或感到不安時，這些器官更可能出狀況。

本書的每一章會專注討論一組情緒中心器官群的健康問題。例如，在第四章我們會討論掌管第一情緒中心的器官群——骨骼、血液、免疫系統和皮膚——並解釋各器官出狀況是代表身體想傳達什麼訊息。重點在於個人生活中與器官相應的核心情緒是否保持平衡，也就是說，如果缺乏安全感，第一情緒中心器官群就很可能出問題。

正如人需要透過均衡飲食維持身體健康，我們也需要確保自己擁有健康的愛和幸福的來源。努力將能量平衡地投入各個生活領域——家庭、金錢、工作、人際關係、溝通、教育與靈性——就是達成身心健康的最佳方法。

如何使用本書

當我和露易絲討論如何爲你打造出一本最有幫助的書時，我們希望能讓你方便查找自己正受疾病困擾的身體部位，並從該處開始學習——就像《創造生命的奇蹟》那樣。然而，希望你能理解，人體器官並非互不相關且各自獨立的，身體某部位的疾病往往將連帶影響其他部位的健康。在家庭中獲得的安全感程度（第一情緒中心）也將影響與自我價值相關的情緒（第三情緒中心）。

要獲得完整的療癒，必須以整體的角度看待生命，同時特別關注帶給你最大麻煩的器官或疾病。

你當然可以直接查找與個人健康問題相關的章節閱讀，但我希望你知道的是，讀完整本書或許能爲你帶來不可思議的收穫，讓你發現其他生活失衡的重要訊息。全面了解自己的強項與弱點，可以幫助你制定長期計畫，維持所有情緒中心的健康。

本書是一本人人適用的指南，符合常見的情況，也已獲得相關科學的支持。在你閱讀的過程中，我將幫助你運用每個情緒中心器官的直覺力，讓你能理解身體正在向你發送的訊息。但請記得，只有你才能決定自己的身體眞正想對你說什麼。

確定身體傳遞的訊息後，露易絲和我將引導你了解療癒的技術，以處理諸多生病的問題。書中不會提供具體的醫療建議，因爲最好的醫療建議該針對個人情況量身訂做，但我們會分享案例中的一些基本醫療介入方式供你參考。更重要的是，我們將列出每個人每天都能對自己重複多次的肯定句，以及能立即在生活中展開行動的改善建議。這些工具將幫助你改變想法和習慣，成功創造健康！

然而，有一點我希望讓你知道，書中案例大都專注於探討病患在單一情緒中心出問題的極端病況，但**大多數人不會只有單一問題**。他們可能有很多問題，無論是不孕症、關節炎、慢性疲勞還是其他綜合狀況，但在我們的案例研究中，僅關注與每個情緒中心相關的主要問題。因爲若想涵蓋每個人生活中的所有不平衡狀況，這本書勢必將成爲一本百科全書般的厚重巨著，很可能無法被大多數人理解。

當你閱讀時，你的直覺力可能會尖叫出聲，或可能只是輕微地低喃，重要的是傾聽出現的病況並予以解決。

在行醫的過程中，我學到了兩項非常重要的指導原則：

1. **無論你有什麼性格怪癖、過去的情感經歷或身體考驗，每個人都能改善自己的健康。**

2. **請對每一種可以創造健康與幸福的療法抱持開放的態度。無論是維生素和營養補充品、草藥和藥物、手術、靜心、肯定句療癒還是心理治療，只要在信任的專家指導下搭配運用，都會有所助益。**

《一切安好》將幫助你找到適合自己的療癒組合。

第二章

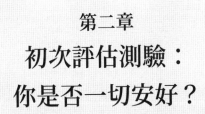

初次評估測驗：
你是否一切安好？

我和露易絲都曾與成千上萬人合作，其中，最重要的部分正是初次評估——我們也稱之爲「了解你的過程」。這個過程能讓我們根據你當下的健康和情緒狀態，提出對你最有幫助的方法。

本章便是爲了指引你爲自己做同樣的事，讓你可以根據這份測驗，更了解自己該從何處踏上療癒之旅。

這份測驗共分爲七個部分，每部分的問題都有「身體健康」和「生活方式」兩大類，請逐一回答「是」或「否」即可。測驗完成後，我們會列出你在各部分得分代表的意思，幫助你評估自己當前的情緒與身體健康狀況。但除了自我評估，我們也希望你能邀請一位親近的人，讓對方以他對你的了解塡寫這分測驗，比較自己和他人所做的評分差異。獲得外界的觀點很有幫助，因爲人總不免會當局者迷。

現在，就讓我們開始測驗吧。

【初次評估測驗】

第一部分

身體健康

1. 你是否有關節炎？
2. 你是否有脊椎問題、椎間盤疾病或脊椎側彎？
3. 你是否有骨質疏鬆症？
4. 你是否經常發生意外事故、肌肉痙攣或慢性疼痛？
5. 你是否有貧血、出血性疾病、容易病毒感染或感到疲倦？
6. 你是否有乾癬、濕疹、青春痘或其他皮膚病？

生活方式

1. 你是否習慣付出多過於接受？
2. 你是否很難感受到他人對你的愛？

3. 看到他人受苦時，你是否覺得自己有義務拯救對方？
4. 你是否不擅長團體鬥爭，或缺乏社交技巧？
5. 在成長過程中，你是否有被霸凌的經驗？
6. 在目前的生活中，你是否受到霸凌？
7. 季節轉換時，你的健康是否容易受影響？
8. 你是否容易因生活中的變動感到緊張？
9. 你是否很容易讓他人越過你的情緒界限？
10. 你過去或現在是否為家中的問題人物？
11. 你是否經常成為眾人遇到困難時的求助對象？
12. 爭吵後你是否傾向於斷絕關係？

第二部分

身體健康

1. 你是否有女性生殖器官如子宮或卵巢等相關的健康問題？

2. 你是否有陰道炎或其他陰道問題？
3. 你是否有與男性生殖器官如攝護腺、睪丸或其他部位相關的健康問題？
4. 你是否有勃起功能障礙或性欲方面的問題？

生活方式

1. 如果你借錢給親人，是否很難主動向對方提出要求收取利息？
2. 你是否經常在假期間入不敷出？
3. 你是否喜歡在競爭中成長，或人們經常說你太過好勝？
4. 你是否曾因為職業選擇而分手過？
5. 你是否擁有高學歷，卻長期處於難以就業或明顯低就的情況？

第三部分

身體健康

1. 你是否有消化問題，例如消化性潰瘍？
2. 你是否有成癮問題？

3. 你是否體重過重？

4. 你是否有厭食症或暴食症？

生活方式

1. 你是否覺得保養臉是沒有用的事？

2. 你是否容易吸引有成癮問題的人到你身邊？

3. 你是否知道自己的腰間和臀部有多少脂肪？

4. 你是否經常以強迫性的習慣如購物或飲食來安撫自己？

5. 你的個人風格，例如穿著品味、言行舉止，甚至是說話方式，是否跟不上時代？

第四部分

身體健康

1. 你是否有動脈或血管問題？

2. 你是否有動脈硬化的症狀？
3. 你是否有高血壓？
4. 你是否膽固醇過高？
5. 你是否曾心臟病發作？
6. 你是否有氣喘？
7. 你是否有乳腺疾病？

生活方式

1. 是否經常有人想代替你釐清你的感受？
2. 是否有人曾說你太敏感了？
3. 你的情緒是否容易因天氣或季節變化影響？
4. 你是否曾在工作時哭過？
5. 你是否很容易哭？
6. 你是否很難對自己愛的人生氣？
7. 你是否很容易情緒爆炸？

8. 你是否因為受不了自己的情緒起伏，而選擇過著深居簡出或遠離人群的生活？

第五部分

身體健康

1. 你是否有顳顎關節的問題？
2. 你是否有甲狀腺的問題？
3. 你是否有頸椎相關的症狀？
4. 你是否經常喉嚨痛？
5. 你是否有其他喉嚨問題？

生活方式

1. 你年輕時是否對於該如何遵循指令感到困難？
2. 你現在是否仍對於該如何遵循指令感到困難？

3. 你在手機通話或進行免持通話時，是否很難集中注意力？
4. 你是否經常與親友因電子郵件而發生誤會或導致長期爭吵？
5. 你是否經常為了想早點結束紛爭而說出違心之論，或承認自己沒做的事？
6. 你是否有閱讀障礙或口吃、語言學習或公開演講方面的困難？
7. 相較於與人溝通，你與動物的溝通是否更融洽？
8. 人們是否經常求助於你，希望你能為他們爭取些什麼？

第六部分

身體健康

1. 你是否有失眠的困擾？
2. 你是否有偏頭痛？
3. 你是否擔心自己變老，或看起來很老？
4. 你是否有阿茲海默症？

5. 你是否有白內障？

6. 你是否經常頭暈？

生活方式

1. 在寫作時，你是否總是難以遵守字數限制？

2. 在多選題的測驗中，你是否經常覺得選擇困難？

3. 你是否經常感覺自己的思緒亂糟糟地在空中飄忽不定？

4. 在學習新科技時，你是否經常拖拖拉拉？

5. 你是否經歷過嚴重的創傷或虐待？

6. 在大自然中，你是否能感受到「靈性」？

第七部分

身體健康

1. 你是否有慢性病？

2. 你是否被診斷患有不治之症？
3. 你是否有癌症？
4. 你的健康狀況是否已經糟到瀕臨死亡？

生活方式

1. 你是否有奮發向上、百折不撓的精神？
2. 你是否總是在工作且從不請病假？
3. 你是否迷失了自己真正的人生目標？
4. 你的日常生活或健康狀況是否經常發生問題？
5. 你的朋友和家人大多都搬走了，或以其他方式離開了你？

【評分】

請計算每個部分中回答「是」的數量，幾個「是」就是幾分。

第一部分

第一情緒中心：對自己與他人的安全感——骨骼、關節、血液、免疫系統與皮膚問題

- **零到六分**：你在這個世界上確實感到像在家一樣自在，你健康的骨骼、關節、血液和免疫系統充分反映了這一點。你的健康挑戰可能來自其他領域。
- **七到十一分**：你偶爾會遇到家庭問題。關節刺痛、皮膚狀況帶來的沮喪，或免疫系統問題帶來的不適，都是在提醒你意識到這點。因此，請務必注意並努力在事情變得更糟之前控制住這些問題。
- **十二到十八分**：是時候做好準備囉！請重新評估該如何獲得家人或其他

團體的支持，你需要立即關注第一情緒中心的健康，努力創造更安全的生活。請參考第四章，了解可以做出哪些改變幫助自己解決骨骼、關節、血液、免疫和皮膚問題。

第二部分

第二情緒中心：愛與金錢的平衡——膀胱、生殖器官、下背部與臀部問題

- **零到兩分**：你在金錢和感情方面都過得很好，讓自己的生活能保持協調。你確實有平衡金錢和感情的能力，因此你的健康挑戰可能位於其他身體部位。
- **三到五分**：你在金錢和感情方面的狀況還行。但不時因荷爾蒙變化產生的情緒波動或腰背疼痛，正是身體在提醒你需要找出自己在某方面的財務問題或不穩定的情感關係。請在努力的同時保持警惕。
- **六到九分**：你的人生似乎總是在為財務獨立與親密關係掙扎。腰背和臀

部疼痛，或荷爾蒙問題、生殖器官或膀胱問題等健康挑戰，可能正是種種警示，提醒你需要找到更好的方法平衡金錢和感情。請立即閱讀第五章，深入了解如何保持平衡。

第三部分

第三情緒中心：自我價值及內在需求與外在責任的平衡——消化系統、體重、腎上腺、胰臟與成癮問題

- **零到兩分**：你有一種與生俱來的感覺，認為自己是討人喜愛的，也能專注於自己的需求，同時有足夠的紀律和責任感來處理工作並履行對他人的責任。你真的很棒！這種能力很少見，你擁有平衡不同角色的能力。你的挑戰可能來自其他身體部位。
- **三到五分**：你在工作和自我價值方面不時遇到的困難，可能只偶爾表現在消化不良、便祕、腸道不順或體重失衡。因此，請留意在此方面是否出現了日漸嚴重的失衡問題。

- **六到九分：**你知道自己有自我價值感低落的問題。你一生都在追求事業為你帶來的價值，同時你也很想無條件地愛自己，這樣的矛盾很可能導致你的消化道與腎臟疾病、體重或成癮問題。第六章可以幫助你學習改變思維模式和行為的重要方法，幫助你的第三情緒中心恢復健康。

第四部分

第四情緒中心：平衡自己與他人的內在需求——心臟、肺部、乳房

- **零到四分：**你是少數能在照顧孩子、父母和其他人的同時保持理智的人。你生來就具有強大的心理韌性和穩定的情緒。做得好。
- **五到十分：**心臟、呼吸或乳房問題顯示了你可能因為孩子或伴侶產生了悲傷、焦慮或挫敗感。但你不會被這些問題困擾太久的，你的心理韌性會讓你知道如何走出低潮！
- **十一到十五分：**小心！你一生都在努力控制人際關係中的情緒，但這可能讓你的生活看起來像肥皂劇或糟糕的真人秀。有時你為了擺脫這一

切，甚至可能會想逃離俗世或認為乾脆出家好了。但請讓我提醒你，維持平衡其實非常容易！請查看第七章，了解可以採取哪些措施進行自我療癒。

第五部分

第五情緒中心：自信地表達與溝通——口腔、頸部和甲狀腺

- **零到四分**：恭喜！你擁有令人印象深刻的溝通技巧。你知道如何表達自身需求並傾聽周圍人的觀點。你不僅了解自己，也知道如何在堅定立場的同時不失去同理心，做得好。
- **五到八分**：你偶爾會與朋友、孩子、父母、同事或伴侶的意見分歧，但即使陷入僵局，衝突也不會持續太久。你的頸部、甲狀腺、顳顎關節或口腔內部都不會出現問題，但當某種溝通方式無法發揮作用時，你的頸部或顳顎關節會暫時緊繃，或出現牙齒問題。不過這些症狀只是在提醒你盡快找出更適合的溝通方式罷了，不會造成嚴重問題。

- **九到十三分**：你不需要聽我們說這些，我想你也知道你一生都在努力希望自己能被別人傾聽和理解。你在傾聽周圍人講話時也遇到了問題。重要的是，你要學會溝通，並努力去觀察事物的不同面向——在平靜為自己發聲的同時也傾聽他人。第八章將帶你走上正確的道路。

第六部分

第六情緒中心：同時以邏輯和靈性理解世界——大腦、眼睛、耳朵

- **零到三分**：你是如何做到的？你是少數天生心態穩定、不會與未知事物纏鬥的人之一。稱之為信仰。或者稱之為自動駕駛人生。沒關係。你學會了不去掙扎，並且優雅地適應生活的變化。你的健康問題可能不在大腦、眼睛和耳朵之中。
- **四到八分**：你只是偶爾會遇到與對未來的悲觀和狹隘思想相爭的問題。然而，內心的聲音最終會告訴你，你的想法不是你的盟友。當你陷入悲觀恐懼時，頭痛、眼睛乾澀或頭暈很快就會引起你的注意，並迫使你以

更健康的視角看待世界。

- **九到十二分**：深呼吸。你問題的根源在於你一生都在努力想看清和聽到世界的本來面目。你需要拓展感知範圍，讓思維方式更適應和更靈活。透過對生活的流轉抱持開放態度，並放下你認為生活應該如何的期望，你可以為大腦、眼睛和耳朵創造更好的健康狀態。請參見第九章，了解更多相關訊息。

第七部分

第七情緒中心：人生目標的追尋——慢性病、退化性疾病與危及生命的疾病

- **零到兩分**：你正處於人生的穩定階段。在其他人深受健康問題所苦時，你仍能維持健康。恭喜你，請繼續保持！
- **三到五分**：你的身體偶爾會有些狀況。在先前看到檢查結果時，相信你

已經不再像以前那樣對自己的健康情況信心滿滿了。但既然經歷過這一遭，為了避免需要再次處理更戲劇化的情況，請留意身體試圖告訴你的任何訊息。

- **六到九分：**別擔心，你不是一個人。你已經知道自己需要幫助有段時間了。你靜心、祈禱，並有一系列醫療支持人員來幫助指導你度過危機。然而，你已經疲憊不堪了。為了擁有更好的生活，你需要研究如何與神聖的靈合作改變和成長。請與我們一起踏上第十章的冒險之旅。

現在，你已經對自己的狀況有了初步的了解。讓我們往下走，共同創造健康吧。

第三章

生病就該看醫生，
但這不是眞正實現健康的方法

部分被本書吸引的讀者或許會放棄現代醫學提供的治療方法，原因可能是認爲現代醫學是其他方法都行不通時的最後手段，也可能是出於對醫療系統的不信任。但根據我的經驗——無論是我自己還是我的患者——我發現，醫學仍是獲得健康不可或缺的部分。

從神祕學到現代醫學

這些年來，世界各地的醫療保健方法起了翻天覆地的變化。

過去幾個世紀，甚至幾千年以來，人們治療疾病時經常會求助經驗豐富的醫生或道士。他們會使用解夢和直覺力等方式，因爲他們沒有現今的醫療技術，只能依靠這些神祕學技巧試圖找出病因和療癒方法。例如，在古希臘時期，醫生不會聘請放射科醫師進行核磁共振或電腦斷層檢查，而是讓自己進入一種意識改變狀態，直接讀取患者生病的原因。治療方式則必須關注患者整個人，而非局部身體部位，藉由恢復患者整體的平衡幫助他們恢復健康。

科學則改變了過去注重整體與平衡的健康觀點，透過診斷、測試、藥物、專家和許多技術的進步，讓世界變得更健康。平均預期壽命節節升高、孕產婦死亡率大幅下降，我們擁有了許多能根除駭人疾病的藥物。想想十四世紀中葉歐洲遭受的浩劫，被稱爲黑死病的腺鼠疫，造成了三〇%至六〇%人口的死亡。你能想像嗎？至今黑死病仍然存在，但透過抗生素治療，已成功將它的影響降到最低。現代醫學確實取得了驚人的成就。

醫學的重要性與局限性

身爲醫師和治療師，我再強調醫學在治療過程中的重要性都不爲過。生病就該看醫生。醫療專業人員擁有對健康有益的知識和技能，可以根據患者的症狀和疾病的組合，以獨特的做法和藥物因應。

但也要記住一個重點：**醫學有其局限性**。這就是我們寫這本書的原因。

隨著療癒方法的轉變，許多人不再與神祕力量互動，科技帶來的神奇療法提供了更現代、更簡潔的解決方案。但請記住，技術再好也會出錯——血液檢測和驗孕結果經常出錯、藥物會有副作用，沒有事情是完美的。

那麼，我的觀點是什麼？沒有限制的技術是愚蠢的，完全依靠直覺也同樣愚蠢。**我們必須綜合運用多種技術、集結各領域專家，才能實現真正的健康。**

我的故事：脊椎手術與嗜睡症

事實上，我的生活正完美展示了如何結合醫學、直覺力和肯定句來療癒生命。一九七二年，我十二歲時，我們家的經濟壓力很大，家人間的話題總離不開錢。短短三個月，我便出現嚴重的脊椎側彎，不得不進行手術。脊椎結構的變化讓我的心臟變大，肺活量也因此下降。手術非常成功地救了我一命，我體內多了些鐵桿和鋼釘。

記得在手術前，我沿著波士頓朗伍德大道散步，仰望著高大的醫院建築，並對任何願意傾聽的人說：「總有一天我要回到這裡學習醫學和科學。」那次手術改變了我的未來，醫師用醫學技術救了我一命。這也正是我成爲醫生的原因，我也想拯救人們的生命。

但人生並不總會按照我們期望的方式前進。在就讀醫學院預科期間我得了嗜睡症，影響了我的意識和智力，讓我無法在課堂上保持清醒。眼看成爲一名醫師的夢想即將破滅，因爲如果我無法在課堂上睜大眼睛，我就無法保持好成績。

於是我再次向醫學求助，醫師也再次給了我幫助。他們找到一種能讓我保持清醒的藥物。但由於危及生命的副作用，我不得不停止服用。令人遺憾的是，除此之外醫學界竟沒有其他方法可以幫助我了。

這次生病讓我開啓了探索其他治療方法的旅程。我嘗試了一種又一種療法：替代療法、補充療法、整合療法——凡是你想到的我都試過了。三年來，我嘗試了中藥、針灸，甚至長壽飲食法，所有方法都對我有幫助，但沒有一項能根治我的問題。這些領域的顧問都只能幫助我解決部分病況。這次探索過程還發生了一件奇妙的事。透過一位醫學靈力者的幫助，我了解到自己的大腦具有直覺力。出於絕望，我還去找了一位薩滿，他告訴我，當我學會運用自己的直覺力，健康就會好轉。

而我的健康狀況有個關鍵問題一直沒獲得解決，那就是我的情緒！

我發現自己身上有種特定模式正在成形：如果我長時間對某件事感到憤怒，或是身邊有令我惱火、憤怒的人，即使我一點也不想睡覺，嗜睡症還是會發作，最終會沉睡二十四到四十八小時——相信我，我計過時了。我也發現，如果我對某件事感到緊張，或身邊有焦慮、高度緊張的人，我也會開始想睡，身邊有悲傷或沮喪的人時也是如此。

直到有天我走進一家書店，發現了露易絲的小藍書。

雖然我已經發現某些思維模式與疾病有關，但我並不知道該如何運用這些知識維持健康——除了遠離某些人或情況之外，但長遠來看這種做法並不實際。露易絲的書爲我提供了消除負面思維模式所需的工具：肯定句！能幫助我消除那些不利於我健康的負面思維模式。

這當然值得一試。傳統醫學、替代醫學和輔助醫學都對我有幫助，但又不完全有效，而逃避別人或自己的情緒也讓我疲憊不堪。於是我拿出筆記本，精心挑選一枝筆，開始寫下似乎與我健康問題有關的特定肯定句：

我選擇將生命視爲永恆與快樂。我愛我自己本來的樣子。我愛我自己本來的樣子。

我，蒙娜麗莎，始終依靠神聖的智慧和指導來保護我自己。我很安全。

我，蒙娜麗莎，始終依靠神聖的智慧和指導來保護我自己。我很安全。

這些都是露易絲．賀書中的經典肯定句。我一遍又一遍重複著這些話，慢慢地，我陷入昏睡的時間減少了。我考上了醫學院，並順利取得醫學與博士學位。如果沒有做這些肯定句練習，我永遠無法做到這一點。

多年來，我的健康狀況時好時壞，但人不都是這樣嗎？當我情緒低落時，我會求助於傳統醫學與整合醫學，也會拿出露易絲．賀的書，以直覺力找出生活中的不平衡。這種組合的療癒方式總能見效。

這就是我保持健康的方式——醫學、直覺力和肯定句，也是我幫助其他人的方法。

手術過後數十年，我十二歲時出現的脊椎問題開始惡化。我整個人像比薩斜塔一樣前傾——只能以七十度角站立，臉只能朝著地面。我在亞利桑那州鳳凰城的外科醫師說，這是「直背症候群」，是我四十年前接受脊椎側彎手術的併發症。我沒辦法走遠，也沒辦法舉起手臂。直覺力告訴我要重新評估生活中的結構和支持，我照做了。在靈性顧問和朋友的幫助下，我重新審視了自己的人生目標，還找了一位專精針灸和氣功的大師幫忙。但這些療癒法都只對我產生部分幫助。

我還是希望能正常走路。外科醫師說我必須動手術，否則就得坐輪椅。於是二〇一二年二月十三日我進了手術室，還差點因手術過程中的不正常靜脈破裂喪命。醫學技術再次救了我一命。外科醫師成功止血、搶救並修復了我的脊椎，還讓我長高了七．六公分，得以重獲新生。

我很想告訴你，只有醫學——如此簡潔、工整、理性——才是救命稻草。我在加護病房待了兩個多禮拜，轉到普通病房後又住了四個禮拜：恢復健康真不是件簡單的事。但現在我比以前更好了。

究竟是什麼讓我恢復健康的呢？

當然，在醫院裡我靠的是醫學的力量，但我也運用了直覺力想辦法強化自己的身體，在生活中創造平衡。我大量運用肯定句來改變自己的想法。相信我，這一切需要改變！這就是療癒整個人的方法，要創造長久的健康，只靠醫學是做不到的，只靠直覺力或肯定句也不可能做到，只有綜合運用兩種方法才可能獲得全面的療癒。

第四章

第一情緒中心：
對自己與他人的安全感

骨骼、關節、血液、免疫系統、皮膚

第一情緒中心的健康取決於我們的整體安全感。

如果在成長期間缺乏家人和朋友的支持，不意外地將發現這種不安全感會顯現在血液、免疫系統、骨骼、關節和皮膚上。讓第一情緒中心保持健康的關鍵，正是平衡個人需求與生命中有意義的群體需求。家人、朋友、工作，以及我們投入的各種組織，都會占用我們的時間和精力，因此它們也應以友誼、安全感和保障的形式給予回報，提供人們歸屬感，這便是人類和他人及群體在一起的原因。然而，絕不該讓群體需求蓋過個人需求——尤其是我們的個人健康。

如果我們投入大量時間經營人際關係或活動，卻無法從中獲得需要的東西，身體和心智就會試圖告訴我們一些訊息。剛開始症狀可能很輕微，例如疲勞、皮膚起疹子或關節疼痛。第一情緒中心的輕微問題就像預警系統，讓我們知道生活何時偏離了正軌。持續忽視身體發出的警訊可能帶來巨大傷害：慢性疲勞症候群、纖維肌痛症、退化性關節炎、類風濕性關節炎、EB病毒、A型／B型／C型肝炎、感染性單核球增多症、萊姆病、過敏、起疹子、乾癬、關節痛，以及紅斑性狼瘡等自體免疫疾病，都源自於第一情緒中心的失衡。

導致不安全感的不同原因，將使疾病顯現在不同的身體部位。

對家庭責任感不堪負荷以致將自身需求擺在次要地位，會造成骨骼方面的疾病；感到絕望和無助會顯現在血液中；感到極端的孤獨與被家人拋棄會產生免疫系統疾病；無法與周圍人畫清界線會導致皮膚出狀況。

討論每個器官系統時，我們將告訴你更多，現在請先記住一件事就好：**傾聽身體發出的警訊並採取行動非常重要**。關注自己爲何感到不安，便能改變導致病情加重的思維和行爲模式。

第一情緒中心的肯定句與科學證據

那麼，「肯定句」的重要性是什麼？如果一個人打從心底不相信自己有能力或值得獲得基本需求的滿足、安全感與他人的支持，醫學也無法治癒他的病痛。因此，我們的首要任務是處理導致健康出問題的潛在信念。如果一個人的血液、免疫系統、骨骼、關節或皮膚出問題，很可能是因爲有以下這些負面想法：「我無法獨立養活自己」「沒人幫助我、支持我」「我感到沮喪、不快樂、絕望和無助」「我沒人愛又孤單」。

這就是肯定句的作用：**幫助我們改變核心信念**。

用肯定句幫助自己改變負面的思維模式和信念，像是懷疑或恐懼，再搭配現有的醫療科技，你將開始看到自己的情感和健康生活發生巨大變化。

針對第一情緒中心器官疾病的肯定句，與**建立支持**、**基本需求**、**安全感**、**結構**、**家庭**、**活動**和**靈活度**有關。一般而言，骨骼的健康狀況反映了個人的生活結構，以及如何運用他人提供的支持。確實感到被愛和支持，就能擁有穩固的脊椎結構，讓身體能靈活運動。相反地，如果在生活中感覺缺乏支持和安全感，便可能罹患骨質疏鬆症或發生骨折。

缺乏安全感不一定與周圍的人際關係有關，也可能源自於與自己的關係薄弱。露易絲的肯定句指出，「無法獨自支撐自己的世界」與免疫系統減弱和易受病毒感染有關，可能導致EB病毒引起的感染性單核球增多症等疾病，她將此稱爲「內在資源耗盡」。如果稍微對相關生物學知識有研究，會發現免疫系統受到抑制的問題通常來自骨髓，骨髓負責產生新的血液細胞，並且是由支持免疫系統的淋巴系統的關鍵組成。

關於身心健康與肯定句這套方法間的聯繫，科學可以告訴我們什麼？

家庭——人們其中一項重要的歸屬感來源——對我們的身體健康非常重要。社交互動對身體的日常調節具有關鍵作用。如果人們孤立自己，就會失去與群體互動時原有的代謝調節，身體節律與日常生活就會在某種程度上開始出問題，進而影響第一情緒中心的健康。

研究顯示，生物學領域確實承認「歸屬感」的存在，眞的有種在共同生活的人們間傳遞的生物營養物質，會對身體和代謝產生影響。

所有與睡眠、飲食、做夢、荷爾蒙、免疫力、皮質醇濃度、心率和內分泌系統有關的身體節律，都受到代謝調節的控制。在共同的環境相處，彼此的生物節律也會逐漸同步、有規律。一起吃飯、睡覺、交談、玩耍、工作、祈禱，像家人一樣緊密、持續地生活，將使人們的生理時鐘同步。例如，一項研究發現，B-52轟炸機的機組成員在一起工作時，彼此的壓力荷爾蒙濃度會十分接近。

一旦失去歸屬感帶來的養分，缺乏有意義關係伴隨而來的孤立感，就會讓人產生絕望、無助和悵然若失的感覺，導致健康出現問題。

確切地說，人在情緒低落時免疫系統就會發炎。長期的絕望、失落和喪親之痛容易演變成慢性憂鬱，讓免疫系統釋放出皮質醇、IL1、IL6和TNF-α等發炎物質，導致關節疼痛、像得到流感般疲倦，並增加罹患包括骨質疏鬆症等與骨骼、關節、血液和免疫系統相關疾病的風險。

另一個因失去歸屬感而影響健康的例子，是那些過早與父母分離，或是在母親憂鬱或無法陪伴的情況下成長的人。有這類經驗的人，很容易產生憂鬱傾向和免疫系統功能障礙。早年的痛苦經驗讓他們無法調適自己的孤獨感，常不自覺在環境中重複創造自己最初在情感、營養和生理上被遺棄的感受，過著匱乏、過度節儉和孤獨的生活，從而產生一種被剝奪感。最終，一生經歷的絕望將使他們更容易罹患癌症。

遭逢巨變也會導致缺乏安全感。例如失去摯愛的家人、發生令人猝不及防的痛苦變動，或任何讓人感到迷失方向的事——就像一株植物被連根拔起，或被獨自送往異鄉生活。科學告訴我們，在這些時刻，我們也可能失去生物學上的「根源」——頭髮。家庭關係發生變動會增加掉髮的風險，乾癬和其他皮膚問題就更不用說了。

如同你剛才讀到的，擁有穩固的外部關係對健康非常重要。科學也證實了這點：「社交融合」——廣泛的社群網絡和社會支持——可以打造更強大的免疫系統。研究顯示，更多更融洽的關係能創造更多品質良好的白血球，有助於抵禦感染，保護我們免於遭受各種健康威脅，包括關節炎、憂鬱症以及結核病等疾病的惡化。社交互動還能減少人們需要攝取的藥物量並加速康復。

其他研究也顯示，相較於擁有眾多良好人際關係，僅擁有三段以下人際關係的人更容易感冒或感染病毒，擁有六段以上人際關係的人受到的影響最小，罹患感冒時的症狀也最輕微。

這是否和你預期的不同？你是否認爲擁有更多朋友也更容易接觸細菌，將更頻繁地感冒？然而，細菌相關科學理論顯然並沒有對感冒和感染的原因給出完整解答。朋友較少的人更容易感冒，可能是因爲他們大部分時間都處於孤獨無援的狀態而承受過大壓力，導致腎上腺釋放正腎上腺素抑制了免疫系統。

研究也顯示，相較於吸菸者和肥胖者，朋友較少的人容易因皮質醇濃度較高造成免疫力下降，因此更容易出現健康問題，也更容易罹患慢性疲勞症候群、纖維肌痛症、類風濕性關節炎、紅斑性狼瘡、愛滋病、頻繁地感冒或感染，以及骨質疏鬆症。

憂鬱的思維模式也會對健康造成影響。憂鬱症增加的骨質疏鬆症風險，與鈣攝取量低落或抽菸相同。因此，下次看到電視或雜誌廣告宣傳幫助鈣吸收的營養補充品以防止骨質流失時，你或許該優先考慮改變生活方式，並善用肯定句來改善健康。

如果你對其他人來說並不可親可愛、對社交感到恐懼，或悲傷讓你孤立自己，你必須積極嘗試改變那些讓你陷入自我放逐的思維模式，否則你的骨骼、關節、血液、皮膚和免疫系統很快就讓你知道，這種孤立是不健康的。但即使有足夠的科學和醫學證據證實了這些事，我們該怎麼付諸行動來療癒自己？

骨骼和關節問題

容易出現關節炎、骨折、骨質疏鬆症、背痛、關節痛或椎間盤突出等骨骼和關節問題的人，很可能總是將他人的需求放在自己的需求之前，導致自己被照顧家人或朋友的責任壓垮。他們執迷於照顧他人，以至於沒有餘力照護自己。如果你是數百萬患有骨骼和關節問題的人之一，請仔細傾聽自己身體的訊息。重點在於找出與家人和朋友的互動中是什麼讓自己不安，想完全康復就必須處理這些行爲模式和信念。

第一情緒中心生病的人是可以康復的。綜合運用藥物和肯定句來處理身體傳達的訊息，你也能打造出強壯、健康的身體。雖然醫師能提供具體的醫療指示，但如果不改變爲疾病鋪路的負面思維模式，沒有任何藥物能解決我們的長期問題。要療癒骨骼和關節問題，有段很適合的肯定句是：**我滿懷愛，釋放過去。別人是自由的，我也是自由的。我是自己的主人。我愛自己、肯定自己。生命很美好。現在我的心一切都很好。**

針對第一情緒中心健康問題的肯定句，主要在於打造我們和家人及其他群體間的安全感，但也會根據不同身體部位的骨骼或關節問題而不同（詳情參見第十一章）。

例如，整個背部都有問題，代表一個人在情感支持方面普遍有問題；只在背部某一部位感到疼痛，就具體找出更適合的肯定句。患有慢性下背部疼痛可能是出於對經濟狀況的恐懼；上背部疼痛則與感覺異常孤單、缺乏足夠的情感支持有關。露易絲也發現了骨骼和關節間可能發生的疾病，也都有相應的肯定句可以練習。**關節炎**代表在不被支持的家庭中遭受批評，因此，如果你是遭逢家庭困境的關節炎患者，可以練習的肯定句是：我就是愛本身。我現在選擇愛自己，肯定自己。我用愛去看待別人。

當你將想法轉變爲更健康的心態後，請接著將注意力轉向外部，看看自己的需求與你的家庭或其他社群的需求間的平衡。是你自己讓其他人利用你的嗎？你不爲自己挺身而出嗎？你對朋友和家人的付出，比獲得的更多嗎？

請記住，要獲得足夠的安全感，除了增強對他人的安全感，還需要學習如何保護和支持自己。請永遠記得：**你不是每個人唯一的資源，他們也能向別人尋求幫助和建議**。如果你不知道何時該拒絕別人，可以嘗試加入一些小組，透過匿名互助會或其他團體的幫助，學會平衡自己與他人的需求。

請記得，愛家人的同時也要愛自己。擔心和關心朋友時，也不要忘了花時間審視自己的生活，並積極做出改變。請用對待朋友的方式看待自己，別忽視了與自己的關係。

我們都有忽視個人需求的時候，關鍵是在釀成更嚴重的健康問題以前，辨識出有害的行爲，並及時改善。

親職化兒童安德莉亞與她的紅斑性狼瘡

安德莉亞的父母無法陪伴孩子，因此她從八歲就開始負責照顧五個弟妹。現在她已經十七歲了。她擔起責任，爲兄弟姊妹創造出更穩定的家庭環境，卻因此付出了巨大的個人代價。她一次次犧牲自己的需要，甚至是安全感。安德莉亞從來沒機會享受無憂無慮的童年，也沒機會爲自己培養獨立的人格。

自己都還是孩子的安德莉亞，終究無法替代母親的角色。過大的壓力讓她從小就出現一連串健康問題——她的脊椎有輕微側彎，需要使用支架輔助治療。當家庭壓力讓她難以承受時，她的關節和背部便會開始疼痛。父母去世後，她的脊椎和關節疼痛變得更嚴重，還出現了蝴蝶斑。這些棘手的症狀讓她不得不尋求醫學的治療，最終，她被診斷出罹患紅斑性狼瘡。多年來，安德莉亞一直在接收骨骼和關節發出的警訊，她卻沒有正視這些訊號，因爲她總是在忙著照顧兄弟姊妹。

我們爲安德莉亞做的第一件事是建議她做一項檢測，以確認她是否確實患有紅斑性狼瘡。於是安德莉亞前往內科檢測，確認自己體內是否存在抗雙股螺旋DNA抗體。紅斑性狼瘡患者產生的這些細胞會「攻擊」身體的幾乎每個器官——

從輕微（發燒、骨骼、關節、皮膚或甲狀腺疾病）到嚴重（肺、腎和大腦等疾病）都可能發生。

測試結果呈陽性，確認了紅斑性狼瘡確實是造成安德莉亞疼痛的原因。如果這項血液檢查和其他相關檢查多次呈陰性，那麼紅斑性狼瘡就不是問題所在。除了抗雙股螺旋 DNA 抗體檢測，醫師還為安德莉亞進行了全套血液檢查，確認白血球、紅血球和血小板的總數——紅斑性狼瘡往往會降低這些數字。

就像大多數自體免疫疾病，紅斑性狼瘡的症狀也會時好時壞——有產生關節、皮膚、呼吸、疲勞等問題的疼痛期，也會有無症狀的緩解期。我們為安德莉亞擬定的治療目標，便是想辦法讓她的免疫系統進入緩解期，因此必須控制住她製造攻擊組織抗體的細胞，讓它們「入睡」或平靜下來。

作為一個團隊，包括安德莉亞本人和醫師們，大家都十分努力在想辦法制定出能包含所有可能方法的療癒策略，從強效藥物、營養補充劑到氣功。由於安德莉亞的紅斑性狼瘡並不嚴重，因此無論是否使用藥物，她都可以在努力之下得到療癒。

在與內科醫師討論利弊後，安德莉亞開始服用類固醇普賴鬆（prednisone）來減少免疫系統的發炎症狀。普賴鬆是一種強效藥物，會對骨質密度、體重、血壓、皮膚、頭髮、血糖、情緒、睡眠、眼睛和消化道等多處產生副作用。儘管安德莉亞在和我們合作時不需要採取更激烈的方法，但如果未來她的症狀變得更嚴重，就不得不考慮服用如至善錠（methotrexate）、抑妙寧膜衣錠（Azathioprine）或瘤克寧錠（chlorambucil）等免疫抑制劑，這些藥物都各有自己一整排清單的副作用。

爲了減緩藥物的副作用，我們也建議安德莉亞嘗試針灸和草藥，並視情況補充鈣鎂錠、維生素D和其他維生素營養品。此外，她也透過補充DHA來修復受損的身體細胞，並每天服用一種名爲雷公藤的草藥，這種草藥的根、莖部位能幫助安德莉亞調節免疫系統並緩解紅斑性狼瘡症狀。但與所有強效藥物一樣，草藥也有副作用——雷公藤可能讓荷爾蒙產生變化，導致暫時性的閉經和不孕，因此只能在醫療團隊的監督下使用。

我們還要求安德莉亞減少攝取一些食物，特別是苜蓿芽，因爲苜蓿芽的成分可能導致紅斑性狼瘡的症狀惡化。我們也進一步建議安德莉亞與營養師合作，看看能否找出其他可能加重症狀的食物，幸運的是沒有發現更多需要避開的食物。

最後，我們開始解決可能導致安德莉亞生病的思維模式和行爲。

針對不同的症狀，我們建議她使用不同的肯定句——針對**紅斑性狼瘡**：我自由且自在地爲自己發聲，我擁有自己的力量。我愛自己、肯定自己。我是自由且安全的。

針對**骨骼**：在我的世界裡，我就是自己的主人，可以主宰我內心想法的只有我自己。我身體結構良好且平衡。

針對**脊椎側彎**：我釋放所有恐懼。現在，我信任我生命的所有過程。我知道生命是爲我而存在的。我帶著愛抬頭挺胸且充滿自信。

針對**背痛**：我知道生命永遠支持著我。我需要的一切都會得到庇佑。我是安全的。

針對**關節疼痛**：我自在地隨著改變流動。我生活在神的引導之下，因此我總是朝著最好的方向前進。

針對**皮膚起疹子**：我用喜悅與平和的思想來愛護自己。過去已全然地被寬恕和遺忘，此刻我是自由的。我覺得做自己是安全的。

她還遵循本章稍早提到的建議，學會了平衡自己與家人的需求。她參加匿名互助會的固定聚會、透過寫日記探索自己的內在情緒，也開始練習向最親近的人表達自己的需求。短短幾個月內，安德莉亞的情緒和身體狀況都開始好轉，我們知道，接下來她也能以更好的方式面對紅斑性狼瘡帶來的挑戰。

血液問題

罹患貧血、出血、經常瘀血或其他血液問題的人，往往感覺自己跌入谷底——由於缺乏家人和朋友的支持，他們活得孤立無援。內心的不安穩讓他們不再相信任何人，總是生活在看似無盡混亂的世界中。如果這聽起來就像是在說你，那麼，你的健康將取決於你是否能將自己從絕望中拯救出來，重新打造生活的秩序和平衡。

血液疾病的範圍很廣，從貧血到急性白血病都包含在內。其中一些是良性的，也就是說，經過治療就能完全康復，或不會引起太多症狀，也不會危及生命；部分疾病則十分嚴重，將導致慢性病或危及生命，如鐮刀型貧血、急性白血病或某些淋巴瘤。

想找出血液問題的根本原因可能會讓人很困惑，問題可能與第一或第四情緒中心的失衡有關。「缺乏情感滋養」是與第四情緒中心相關的問題，會影響心臟、動脈、靜脈等傳輸血液的器官，因此問題在於第四情緒中心的器官，而非血液本身。關於高血壓和動脈阻塞等心臟疾病，請參見第七章。本章的目標是幫助改變與第一情緒中心血液問題相關的負面思維模式和行爲。

健康旅程的第一步，是找出身體透過疾病想傳達的情緒訊息，並運用肯定句重拾健康。

例如，**貧血**源於缺乏快樂和對生活的恐懼，和認爲「自己不夠好」的潛在信念。因此，爲了解決這種不快樂和不安全感，請用這樣的肯定句：在生命的各個領域體驗快樂都是安全的。我熱愛生命。

瘀血與難以面對生活中的微小挫折有關，且這樣的人往往傾向於懲罰而不是原諒自己。請提醒自己「我值得寬恕和愛」，並肯定地對自己說：我愛自己、珍惜自己。我仁慈又溫柔地對待自己。一切都很好。

出血問題可以看作是快樂消失了，憤怒也往往與出血有關。如果這聽起來像你的情況，請試著平息憤怒，並透過以下的肯定句找到生活的喜悅：我以完美的節奏展現和接受生命的喜悅。

血栓與不再快樂有關。感到情緒受阻時，請試著重複：**我喚醒內在的新生命。我覺得自在、流暢。**

血液方面的健康問題，不僅反映了你的感受，也反映了你周圍關係的混亂——無論是痛苦的家庭生活、混亂的關係，還是苛刻的老闆。

你的身體，尤其是血液，正想辦法讓你知道自己需要更多支持。你必須盡一切努力建立穩固的根基。即使不舒服，也要多尋求周圍人的幫助，依靠家人、朋友和社群，是讓第一情緒中心維持健康的重要關鍵。這是必經的過程。別要求別人幫大忙，而是從小地方開始，在小事上尋求幫助。隨著每一次的微小成功，你將對自己周圍的人際關係抱持更多信任。如果有人一次次讓你失望，也是個好機會，讓你能辨識出哪些人能與你建立穩定關係。我們的目標是找到可靠的人，並在為自己提供支持與接受他人的幫助之間找到平衡。

家庭關係疏離的丹妮絲與她的貧血問題

小時候丹妮絲因爲父親賭博成癮經常搬家，爲了躲避債主，一家人一次次遠離家園。買食物的錢從來不夠，孩子們幾乎每天都餓著肚子上學。

丹妮絲二十多歲時，男朋友打了她，讓她身上多處受傷，但她選擇隱瞞家人和朋友。有天早上，丹妮絲醒來，發現自己幾乎無法行走，她太累了，甚至連打電話求救都很困難，最終醫師診斷出她患有嚴重貧血。

與丹妮絲交談後，我們發現她的身體和情緒狀況都已沉入谷底。她渴望但無法獲得家庭的支持，也因爲從未體驗過這種情感支持，因此不知道能在哪些地方獲得。對丹妮絲來說，世界是危險且孤獨的，她甚至無法信任和她最親密的朋友。同時，由於丹妮絲對他人的需求異常敏感，且對朋友和家人總是富含同理心，大家遇到問題都會來找她，造成她總是概括承受了許多人情感和身體上的痛苦。多年的積累加上缺乏情感上的出口，讓丹妮絲的身體開始對壓力做出反應。

丹妮絲在情感和身體上都「貧血」，因此辨識出她能量和血液的「漏洞」非常重要。醫學直覺力幫助我們查出她在哪裡付出了過多的生命能量——正是丹妮絲與男友和家人的不健康關係。下一步是找出丹妮絲體內的「物理漏洞」，找出讓紅血球流失過多導致貧血的原因。我建議丹妮絲去看醫生，並接受全套血液檢查，分析血液的所有組成將幫助我們了解她貧血的原因。

很多醫師治療貧血的方式是讓患者多補充鐵，然而，不找出導致貧血的根本原因，可能將引發更嚴重的問題。通常導致貧血的原因有以下三種：

1. **紅血球減少**：可能是由外傷（丹妮絲被男友以暴力對待，但嚴重程度我們不得而知）、胃潰瘍、經血過量、血尿或內傷所致。
2. **紅血球生成不足**：可能是由於缺鐵，這也是醫師通常會開鐵劑的原因。也可能是因為吸毒、酒精成癮、地中海型貧血等遺傳因素、甲狀腺機能低下等慢性病、缺乏維生素 B_{12} 和葉酸導致的「巨母紅血球性貧血」（megaloblastic anemia），或是腎上腺素分泌不足、慢性肝炎引起。
3. **紅血球被破壞**：可能來自脾臟腫大、紅斑性狼瘡、盤尼西林或磺胺類抗生素藥物的副作用、感染性單核球增多症或其他病毒感染。

僅從丹妮絲的年齡（尚未停經）判斷，大多數人會認爲她的貧血是由經血過量引起，那麼鐵劑療法會很有幫助。然而，研究丹妮絲的全套血液檢查結果後我們發現，她未成熟的紅血球，也就是網狀紅血球的數量非常低，這表示她體內無法產生足夠的紅血球，因此便排除了缺鐵、失血和經血過量的因素。

透過觀察丹妮絲體內的紅血球大小（她的細胞比一般人更大），醫師發現她可能患有一種被稱爲「大球性貧血」（macrocytic anemia）的罕見疾病，這是由於飲食中的維生素 B_{12} 不足、長期壓力，和使用制酸劑抑制了維生素 B_{12} 的吸收率所引起。爲了確認丹妮絲血液中的維生素 B_{12} 數值，我們請她再次進行血液測試，結果正是這個原因引起的沒錯。

在護理師的照護下，丹妮絲定期注射維生素 B_{12}，直到恢復正常水準。她開始服用藥品級維生素 B 群，並定期接受維生素 B_{12} 的檢測，以確認這些藥物有確實被她吸收進體內。

爲了消除維生素 B_{12} 吸收的障礙，我建議丹妮絲可以透過針灸和草藥解決焦慮和胃食道逆流的問題。因此除了與男友進行關係諮商以處理兩人之間的壓力，丹妮絲開始服用一種包括白朮、黨參等成分的混和性草藥，也開始使用不同的肯定句幫助自己。

針對**血液健康**：我以完美的節奏展現和接受生命的喜悅。喜悅的新想法在我體內自由循環。

針對**貧血**：在生命的各個領域體驗快樂都是安全的。我熱愛生命。

針對**疲勞**：我對生命充滿熱情與活力。

我們努力幫助丹妮絲改變心態、釋放恐懼並開始實現自我價值，爲生活帶來歡樂。六個月內，她的貧血症就痊癒了。

免疫系統疾病

患有免疫系統相關問題，例如對食物和環境過敏、經常感冒或得流感，以及有更嚴重自體免疫疾病的人，通常認爲自己不適合任何地方且感到孤獨。

他們經常孤立自己，認爲在很多情況下，自己的需求都與周圍人不同，因此任何人際交往都會讓他們不知所措。即使是一對一接觸，他們異常敏感的特質，也讓他們無法與人順利建立連結，因此無法建立和維持能爲自己提供安全感的關係。這樣的疏離感讓他們感覺整個世界都在與自己作對。

如果你有過敏和免疫系統疾病，請放心！醫學能幫助你。免疫系統和過敏問題，通常能透過持續的藥物和草本補充劑獲得有效治療。然而，這是一門不完美的科學，因此我們也鼓勵人們找到減輕壓力的方法，因爲壓力往往是免疫系統疾病的根源。要想減輕壓力，第一步是確定導致自己健康問題的情感因素，並將肯定句納入療癒方案中，這對重獲和維持健康非常重要。這類型疾病的關鍵議題是信任、安全和自愛。

所有健康問題都一樣，最合適的肯定句會根據患者的想法、行爲及疾病有所不同。例如，容易**過敏**的人可能經常告訴自己，他們對所有事物和每個人都「過敏」，或無法控制自己的生活。這些消極的想法可以用以下肯定句替代：**世界是安全和友好的地方。我很安全。我的生活很平靜。**

容易感染**EB病毒**等疾病，可能是因爲擔心自己做得不夠好，認爲自己的心理資源被耗盡，或缺乏周圍人的愛和讚賞。爲了改變這種心態，露易絲推薦了適合的療癒肯定句：**我放鬆下來，並體認到自己的價值。我現在已經夠好了。我的生活自在且充滿喜悅。**

經常得**流感**的人，往往會對大眾的負面情緒做出反應，因此建議使用這個肯定句來化解這種負面情緒：**我超越集體的信念及曆法顯示的吉凶。我擺脫了擁擠的大眾及他們對我的影響。**

對患有**感染性單核球增多症**的人而言，他們的負面想法通常與沒有得到愛的憤怒有關，因此可以使用這樣的療癒肯定句：**我愛自己、欣賞自己、關心自己。我一無所缺。**

此外，我們必須審視自己在日常生活中的行爲。是否將自己與他人隔絕？是否感覺沒人理解自己？需要做的第一件事，是確定哪些事件或人讓自己感覺被排除在外、受批評或被審視。

人們的行爲和表達可能不夠圓融，但多數時候他們表達的需求是合理的。試著排除情緒因素，觀察他們背後需要的是什麼，將有助於解決正在發生的事、減輕話中的刺痛感，以及幫助自己的內心和外部世界創造寬容。白血球抵抗和攻擊異物的反應，與我們在生活中所做的一樣，情緒耐受力通常會轉化爲身體耐受力，並創造更強大的免疫系統。

另一個重要的行爲改變是強迫自己與人相處。正如我之前所說，從小事做起。

每週嘗試一次參加一項讓自己不感到孤單的活動。讓關係變得緩和，將有助於事情進行得更順利。各種活動都可以嘗試看看——遊戲社團、教會團體，甚至家庭聚會，都能幫助我們看到這個世界不是敵人。

解決影響健康的兩大要素——身體和情緒——就能開始用新的眼光看世界。

你的情緒會更穩定、感到更滿足，並開始考慮團體的需求和自己的需求，不會再總是假設自己被背叛和攻擊，而能更冷靜地以適當的情緒面對挑戰。你會逐漸在別人身上看到價值和安全感，在對自己、家人、朋友和同事的責任中找到平衡——這種平衡正是第一情緒中心健康的關鍵。

孤獨的拉瑞與他的免疫系統疾病

拉瑞現年三十二歲，從小就害羞又笨拙。兄弟們覺得他很奇怪，他也感覺自己像是棄兒，大部分時間都獨自一人。但獨處沒有讓事情變得更好。在工作中，拉瑞總是獨來獨往，因此很快被認爲難以接近和相處。

拉瑞一出生就有過敏問題，多年下來變得越來越嚴重，還出現了更複雜的免疫系統疾病。有天，拉瑞發燒了，他筋疲力竭，反覆發燒、疼痛，最終被診斷出患有感染性單核球增多症和EB病毒感染。

拉瑞很難在這世上感到安全和有保障，社交恐懼體現在他身體的防禦機制中——免疫系統的白血球。過敏可能藉由多種方式顯現，像是皮膚起疹子、流鼻涕、眼睛發癢、腸躁症等，這些症狀都來自白血球對異物的反應，屬於免疫功能障礙的範疇。從根本來說，就是身體感知到異物並認定它是威脅，於是派出白血球來消滅它們。免疫細胞會釋放組織胺、白三烯素和前列腺素等刺激性物試圖攻擊過敏原，大量的化學物質會引起發炎反應，導致流鼻涕、氣喘、打噴嚏、瘙癢、抽搐以及消化不良。

重建健康的免疫系統，身體就可以耐受過敏原，不會引發強烈的攻擊反應，這也意味症狀會越來越少。由於拉瑞有多種過敏症狀，他有一些標準的醫療選擇：

1. **避開過敏原**：這種方法的目標是遠離將引起症狀的過敏原。對此我只想說，祝你好運。對大多數人來說，這是非常好的暫時方案，能讓症狀在一到兩個月內有所改善。然而，發喘、打噴嚏和搔癢等症狀將很快再次出現，且沒有定期接觸過敏原將削弱免疫系統，讓身體更難以耐受這些物質。繼續走這條路，將導致生活越來越受限和受控。

2. **藥物**：市面上有許多抗過敏藥物可供選擇，但就像避開過敏原一樣，無法解決過敏的根本原因，只能治療症狀。對於較輕微的過敏，苯海拉明（Benadryl）、Clarinex、得處安（Atarax）、艾來錠（Allegra）等抗組織胺是不錯的選擇。這些藥物是針對白血球釋放的組織胺。請記住，抗組織胺建議七十歲以下的人服用，因爲老年人服用後可能出現記憶力和排尿問題。除了抗組織胺外，還有一些包括欣流（Singulair）和雅樂得錠（Accolate）等藥物是以抑制白三烯素爲主。口服、外用和吸入類固醇，則是治療極端過敏的主要方法。前述的兩種藥物，是透過抑制組織胺和白三烯素來對抗發炎，類固醇的作用則更激進，是直接阻止人體釋放和接受這些化學物質。因類固醇劇烈的作用，長期服用可能讓人產生骨質疏鬆症、潰瘍及抑制免疫系統等嚴重副作用——這很可能正是拉瑞感染EB病毒和感染性單核球增多症的原因，因爲他的免疫系統已經受損。

3. **免疫療法**：這個療法將對患者注射微量的過敏物質，試圖訓練白血球耐受過敏原。每週在手臂上注射一到兩次，持續幾個月。建議患有嚴重過敏的人或每年出現症狀超過三個月的人，使用這種治療方法。

由於拉瑞已服用類固醇多年，因此我們的首要任務便是幫助他逐漸減少用量。我們讓他與中醫師合作，以針灸和草藥幫助他增強免疫系統抵抗病毒的能力，並保持冷靜以適應環境。尤其是中醫師推薦的眾多草藥中，有種叫「刺五加」的草藥，據說能幫助改善白血球功能，尤其是在長期化療後。此外，拉瑞還與營養師合作，確保他維持良好、均衡的飲食，並攝取足夠的深綠色蔬菜。我們還建議他服用高品質的藥品級維生素，包括維生素C、鎂、鋅和維生素B群，還有能幫助緩解EB病毒症狀的黃耆、DHA、薑黃和生薑。

除了醫療團隊幫拉瑞制定的治療方法，他也開始針對不同症狀進行肯定句療癒——

針對**發燒**：我沉著而冷靜地展現愛與平靜。

針對**感染性單核球增多症**：我愛自己、欣賞自己、關心自己。我一無所缺。

針對**EB病毒**：我放鬆下來，並體認到自己的價值。我現在已經夠好了。人生很輕鬆，且充滿喜悅。

針對**肌肉痠痛**：我體驗到生命是一場喜悅的舞蹈。

這幫助他改變了使自己生病的負面想法。他還努力讓自己與其他人互動。藥物治療、行爲改變和肯定句療癒三管齊下，使拉瑞的健康狀況逐漸回到正軌。

皮膚問題

你有乾癬、濕疹、蕁麻疹或粉刺等皮膚問題嗎？如果答案是肯定的，你可能需要注意自己是否有感到足夠的安全感與保障。

有皮膚問題的人往往過著看似井然有序的生活，實際上這樣的生活卻是經過嚴格控制的。只要不產生變化，這些人就會表現得堅如磐石，十分可靠。他們的生活專注於例行公事、例行公事、例行公事，因爲例行公事是安全且熟悉的。

但現實生活並不總是安全、可預測的，這就是他們產生問題的開端。

生命的自然起落會引發他們極大的焦慮，在他們的身體上顯現爲皮膚問題。

有趣的是，與皮膚問題相關的情緒和傾向，例如僵化的生活，也與許多關節問題有關，因此，有皮膚問題的人通常也患有關節問題，反之亦然。

來看看我們的健康處方。首先，辨識出身體發送的訊息，並使用肯定句促進健康的思維模式，進而使皮膚變得明皙、容光煥發。對變化的恐懼和焦慮產生的皮膚問題，有個很適合的肯定句是：**我帶著愛，以喜悅與平靜的想法保護自己。過去已經被寬恕、被遺忘了。此刻我是自由的。**

皮膚問題有多種形式，應視情況使用不同的肯定句。

例如，**青春痘**問題表示你的負面思維模式與「不接受自己」有關，因此適用的肯定句爲：**我愛自己，接納現在的自己。**

濕疹與對抗和「被壓抑的情緒爆發」有關，因此爲了消除這些情緒的影響，療癒的肯定句是：**我被和諧與平靜、愛與喜悅包圍並安住其中，我是安全的。**

蕁麻疹與隱藏的細微恐懼，以及習慣將問題放大有關，因此適用的療癒肯定句是：**我將平靜帶進生活的每個角落。**

一般來說，**起疹子**與事情沒有完全按照計畫進行而引起的憤怒有關，適用的肯定句則是保持耐心地對自己說：**我愛自己、肯定自己。我與生命的過程和平共處。**

患有**乾癬**表示害怕受到傷害，並可能拒絕為自己的感受負責，在這種情況下，適用的肯定句是：**我享受生活中的喜悅。我值得並接受生活中最美好的一切。我愛自己、肯定自己。**

試試看此處列出的一些肯定句，或參考第十一章的列表，找到針對自己狀況適用的肯定句。

此外，要解決導致皮膚狀況的其他情緒問題，就必須**提高自己應對變化的能力**。俗話說，人生中唯一不變的事就是改變。所以，你可以做些什麼？最簡單的就是改變你的例行公事、例行公事、例行公事。儘管看起來有違常理，但還是要在生活中安排些彈性時段，每隔一些日子留出一段時間，讓生命帶你去往它想帶你去的地方。例如，在行程表空出一個小時散散步，看看會在途中遇到什麼。

為生活帶入一些變化有助於讓我們意識到，沒有縝密計畫的世界並不一定會那麼可怕。混亂是不可避免的，開始大膽嘗試不同的行動，讓自己處於不可能控制一切的地方——在收容所或幼兒園教室做義工。誰知道在那裡會發生什麼事呢？你可能還想看看行程表，檢視一下生活中某些領域是否能放棄一點點控制權。你可能不想放棄董事會的權力，但也許在孩子的玩耍時間，你能更自由些。

這些建議的目的是希望幫助你培養靈活度。更靈活表示你能更有彈性地面對變化，這將激發你與世界合作的信心，而非與世界對抗的能力，進而減少每天感受到的焦慮。

行事僵化的卡爾與他的乾癬問題

五十二歲的卡爾是個顧家的男人，也是位成功的商人。他積極參與社區活動、在當地慈善機構擔任志工，也時常參加市內和家庭活動，對家人、朋友、社群和整個世界來說，他都是腳踏實地的可靠支柱。

但在內心深處，卡爾的行爲方式偏執且僵化。他討厭改變，事情在他的控制範圍內他才有安全感，只要感到安全，他就能順利經營公司，並爲家人、朋友和社區提供幫助。

在多年戰戰兢兢的狀態下，卡爾的關節皮膚皺褶處開始出現發癢的疹子和鱗屑。看過皮膚科後，卡爾被診斷出患有嚴重乾癬。

雖然乾癬是皮膚病，但通常表示免疫系統存在問題，可能與其他嚴重的健康問題有關，包括糖尿病、心臟病、憂鬱症、發炎性腸道疾病、關節炎、皮膚癌和淋巴瘤。此外，乾癬的出現經常伴隨著一種被稱爲「腫瘤壞死因子」（TNF）的蛋白質分泌過多，導致細胞生長速度過快。爲什麼？沒人知道確切的原因，但我們希望有優秀的內科醫師能幫助卡爾，對他的心臟、消化道和關節持續進行評估。因此，我要求的第一件事就是讓卡爾去找他的醫師，對這些因素進行基本檢查。

接下來，卡爾需要持續治療皮膚以得到緩解和預防瘙癢。有六種治療方法可供他選擇：藥膏、光療、口服藥物、靜脈注射藥物治療、中醫，及營養療法。

藥膏是針對局部皮膚塗抹。光療法則是一種將皮膚定期暴露在紫外線下的治療方法，可減緩與疾病相關的皮膚細胞生長。口服藥物的選擇有環孢素（cyclosporine）、至善錠和A酸等。靜脈注射藥物的目的則是阻斷TNF的產生。

卡爾嘗試了所有治療乾癬的成藥，但沒有任何幫助。在皮膚局部塗抹類固醇或許對部分的人有幫助，但最終又會嚴重復發。因此，我們建議他去找一位值得信任的皮膚科醫師進行光療，也建議他去中醫師那嘗試針灸和草藥。中醫給了他石膏、白茅、玄參、白芍、地黃、金銀花、茵陳和連翹等草藥。營養師也提供了幫助，幫卡爾找出會刺激他乾癬的食物——奇怪的是，番茄是其中之一。卡爾也開始服用DHA。

此外，卡爾開始將少量的隨機事件和可控的微小變動融入生活之中，也努力改變自己的想法，運用肯定句幫助自己恢復健康。

針對**整體皮膚狀況**：我覺得做自己很安全。

針對**一般皮膚問題**：我帶著愛，以喜悅與平靜的想法保護自己。過去已經被寬恕、被遺忘了。此刻我是自由的。

針對**起疹子**[1]：我與生命的過程和平共處。過去已經被寬恕、被遺忘了。此刻我是自由的。我感到安全。

針對**乾癬**：我對活著的喜悅感受敏銳。我值得並接受生活中最美好的一切。我愛自己、肯定自己。

---

[1] 譯注：此處運用的肯定句與第十一章列表中的「起疹子」不同，是結合卡爾的其他皮膚問題適用的肯定句。

經過各種面向的努力後，卡爾做出的所有改變讓他的皮膚開始好轉……他激動不已。

讓「第一情緒中心」安好的關鍵

你有能力透過醫學、直覺力和肯定句增強自己的免疫系統和肌肉骨骼系統，治癒皮膚疾病。當你學會辨識身體問題背後的負面想法和行爲，覺察身體以第一情緒中心健康問題的形式向你發送的訊息時，你就能開始走向眞正的健康。

露易絲的肯定句系統能爲你提供堅實的基礎，幫助你建立新思維，改變導致第一情緒中心生病的行爲模式。你將學會平衡自己與家人、朋友和社群的需求。世界是安全和友好的，一切安好。

第五章

第二情緒中心：愛與金錢的平衡

膀胱、生殖器官、下背部、臀部

第二情緒中心與愛和金錢有關。

無法在這兩者間取得平衡的人很容易出現膀胱、生殖器官、下背部或臀部的健康問題，因此掌握第二情緒中心健康的關鍵，正是學習如何在不犧牲愛的情況下管理金錢。反之亦然。

很容易，對吧？**錯**。天生就做得好的人很少。那讓我們開始吧。

就像其他情緒中心一樣，身體受影響的部位取決於導致你在這些領域失衡的思維模式及行爲。我們發現，第二情緒中心出問題的人有四種類型：要愛情不要麵包的人、重視金錢勝於愛的人、在愛和金錢兩方面都毫無顧忌向前衝的人，以及毫不負責任地處理愛或金錢的人。

在接下來探討身體部位時我們會更具體地說明，但不論身體發生什麼狀況，傾聽自己的身體都很重要。請記住，身體就像一部直覺機器，會透過身體大喊，來提醒我們注意情緒健康。

與第二情緒中心有關的負面思維模式，包括對性別認同和性行爲的焦慮、憤怒、悲傷，以及掙扎的關係和財務問題。這是有道理的。當我們離開家庭（第一情緒中心）的安全領域在世上獨自闖蕩，必須獨力應對的第一個挑戰就是愛和金錢、人際關係和財務問題。

那麼，是什麼阻礙你打造更好的健康，不敢在財務和人際關係做出重大改變？你還在對伴侶發怒嗎？你總是讓別人處理你的錢嗎？你對自己的錢不負責任嗎？你在關係裡感到窒息嗎？這些只是導致第二情緒中心健康問題的幾種情緒和行爲類型。辨識出導致健康問題的思維模式，就能開始對情緒、行爲和身體做出必要的改變，改善膀胱、生殖器官及下背部和臀部的健康。

確定根本原因是第一步，下一步則是將這些負面的想法和行爲，轉化爲創造健康的新思維模式。

第二情緒中心的肯定句與科學證據

與所有疾病一樣，露易絲的肯定句理論著眼於第二情緒中心健康問題背後的細微情感差異。

例如，女性整個月經週期的健康狀況，以及是否能避免閉經、痛經或子宮肌瘤，取決於個人對自身女性氣質是否有健康的認識。對女性氣質感到抗拒是種與婦女病相關的負面思維模式。對伴侶的性內疚和憤怒，則與陰道炎和膀胱感染有關。攝護腺代表的則是此法則男性那一面，性壓力、內疚以及對衰老的態度都與攝護腺問題有關。人際關係中的權力鬥爭爲性傳染病種下隱憂。無論是淋病、疱疹或梅毒，認爲生殖器是「罪惡的」或「骯髒的」，以及性內疚和「認爲自己需要受懲罰」的感覺，都是與性病有關的思維模式。認爲性是不好的，以及經歷過性壓力，則會產生與陽萎問題相關的思維模式。從肯定句理論的角度來看生育能力可以發現，有受孕方面的困難通常表示你對懷孕的時機和將爲人父母有所擔憂。

最後，爲錢憂心時誰沒有過腰部問題呢？對金錢和未來的恐懼是與腰痛及坐骨神經痛相關的負面思維模式。

那麼，對於影響第二情緒中心器官的負面思維和情緒背後的身心連結，科學又告訴了我們什麼呢？

研究發現，對身爲母親存在內心衝突與擔心自己身體變化的女性，不孕症和月經週期不規律的比例更高。雖然她們感受到生孩子的社會壓力，但母親的身分可能並不符合她們的長期目標。圍繞這個問題的情緒壓力會增加皮質醇並減少黃體素，阻礙胚胎進入子宮，還會降低催產素並增加正腎上腺素和腎上腺素。在以上種種共同作用之下，將抑制性荷爾蒙並關閉將精子拉入子宮的機制。

正如人們所說，一個承受龐大壓力的男人所經歷的焦慮，會讓他的身體產生抗體，使精子「萎了」。壓力和悲傷還會導致睪丸和腎上腺產生更多的皮質醇和更少的睪固酮，進而減少精子數量。兩者都可能導致不孕。

已有大量科學文獻顯示，人際關係將影響骨盆腔器官的健康。關係創傷引起的憂鬱和焦慮，已被證實會導致腎上腺分泌過多類固醇，進而影響女性生殖健康。這會改變體內皮質醇、雌二醇和睪固酮的濃度。這三種荷爾蒙之間的失衡將導致從煩躁、疼痛到子宮肌瘤、卵巢囊腫等各種症狀，更別說體重增加了。事實上，一組研究顯示，慢性骨盆腔疼痛與性虐待有關。眾所周知，性創傷，尤其是童年時期的性創傷，會導致生殖器和泌尿道疼痛，以及飲食失調和肥胖等第三情緒中心的問題。

也有研究顯示，子宮頸細胞異常及罹患子宮頸癌的女性，可能在較小的年紀就有過性關係，或是有較多的婚前性行爲、婚外情、多次結婚和離婚。

這些婦女當中，更有一半以上是在父親早逝或被家人遺棄的環境中長大的。

由於童年時期缺乏由男性給予的愛，她們後來的性行爲很可能是對愛的呼喊，是爲了尋找在原生家庭裡沒有獲得的情感需求。也由於沒有對愛建立起完整的認知，不斷試圖以大量的不平衡關係來填補自己內心的空洞。這些女性經常享受性愛，也往往不求回報地做出取悅男人身體和情感的事。

金融困境和經濟不景氣的影響，可視爲一國勞動人口背上的重擔——字面上的。

許多研究顯示，當人們對自己的財務狀況感到沮喪或不滿意，特別是當他們討厭自己的工作時，就會出現背痛和肌肉緊繃加重的狀況。例如，研究發現，對工作不滿意會使背痛的風險增加近七倍。

在美國，腰痛是職業傷害的首因，不僅是搬家工人和碼頭工人，白領階級也是如此。即使是在符合人體工學的辦公環境下，發生腰痛的機率也不一定會減少。你知道我的意思……美國職業安全衛生署和一般公司設計的那些坐墊和設備，都是爲了保護我們的脊椎。最新的研究顯示，對辦公室職員進行人體工學教育，並沒有顯著減少腰痛造成的傷害。然而，從事喜歡的工作可能會有幫助，因爲這將幫助人體分泌能產生嗎啡效果的物質，進而緩解慢性疼痛。

有趣的是，腰痛也與人際關係有關。例如，改善婚姻關係能幫助緩解慢性疼痛，尤其是腰部疼痛。同時有腰痛和婚姻問題的人，在與另一半接受婚姻諮商後，隨著關係改善，腰痛通常會在不須手術或藥物的情況下明顯好轉。

了解了支持露易絲肯定句理論的科學證據，那麼我們該如何眞正療癒健康問題呢？

膀胱問題

膀胱出問題的人在人際關係方面通常非常敏感，使得財務獨立變得困難。過度專注於維持情感關係，可能讓他們忽略須定期開發自己的商業技能，或留意人際往來中的金錢底線。這些人可能會將個人財務狀況暫時擱置一旁，或將所有掌制權讓給伴侶。這些行爲往往會引發膀胱疾病，因爲這會帶來憤怒和怨恨——要麼對重要他人完全依賴，要麼是要求對方承擔部分經濟責任。

如何爲愛和金錢生活創造平衡？讓我們先來看看有哪些肯定句，能幫助你改變導致膀胱問題的負面思維模式。

膀胱炎或更嚴重的腎臟感染等尿道相關感染，通常與對異性或伴侶生氣及責備他人有關。我們必須消除這種憤怒。

針對**尿道感染**有個很好的療癒肯定句：我釋放我意識中造成這個狀況的模式。我願意改變。我愛自己、肯定自己。

不自覺漏尿或**尿失禁**則與長期壓抑情緒有關，適用的肯定句是：我願意去感受。表達情緒是安全的。我愛我自己。

根據不同情況，適用的肯定句也不同，需要更仔細確認的話，請在第十一章中查找。

檢視自己過去與金錢的關係：你是否曾因全心愛一個人而忽略自己的財務狀況？在感情中，你是否將金錢全交由另一半掌管？談到金錢時，你是否感到失控？如果對上述任何一個問題的回答是肯定的，表示你有罹患膀胱問題的風險。

如果這聽起來像是你的情況，最關鍵的是解決你對金錢及其在生活中重要性的看法。這並不容易。爲了達成愛和金錢間的平衡，我們應由小處著手。

如果你目前無法經濟獨立，請設法經濟獨立。例如，開始由你支付一些家庭帳單或開一些支票。如果你感覺自己有能力且富有冒險精神，找出自己的熱情，看看能否找到一份以興趣爲中心的兼職，重要的是要對自己的財務狀況負責。你需要熟悉金錢的語言和金錢的力量，這會減少你對伴侶的依賴，並有助於緩解因處於完全受控的關係，或被迫承擔重要財務角色而產生的怨恨和焦慮。無論多深愛和信任某個人，自始至終我們都應該關注自己的財務發展。

如果管理財務對你來說很困難，問題可能來自於你的金錢觀。或許你內心認爲金錢不是個好東西——甚至認爲金錢是萬惡之源——因此在乎金錢會讓你變得膚淺或物質導向。對此，我只能說，別這麼想。在當今社會結構下，金錢就像食物和水一樣是生活必需品。雖然部分擁有金錢和權力的人可以（也確實）濫用它們，但這種不良行爲並非金錢存在的本質。我希望你了解的是，**承擔經濟責任意味擁有健康的獨立性**，僅止於此。

我們的目標是找到平衡愛和金錢的方法，不要爲了關係犧牲個人財務。對自己的財務狀況負責，就是表現出對自己和周圍人的尊重。

被迫二度就業的艾莉絲與她的膀胱問題

五十五歲的艾莉絲表示，直到二十多歲遇到丈夫以前，她從沒有眞正感受過幸福。她一直全心專注於職涯發展，就讀商學院後成功找到一份記帳士的工作，卻總覺得缺少了一些重要的東西。但遇見傑拉德時，一切都改變了。他們很快墜入愛河並結婚，艾莉絲終於感受到了平靜。原本在商業界的她，將所有財務管理權交給傑拉德並辭掉工作，成爲全職家庭主婦。婚後很長一段時間，艾莉絲都眞實地感到快樂和滿足——直到傑拉德工作多年的公司解雇了他。

傑拉德很快適應了意料之外的提早退休，但對艾莉絲而言卻是個艱難的時期。擔任全職家庭主婦、沒有承擔任何家庭經濟義務近二十年的她，被迫重回職場擔任會計以貼補家用。

艾莉絲開始二度就業後不久，她和傑拉德就開始爲錢發生爭執。她心生怨懟和不知所措，甚至感到憤怒。工作曾經讓她感到滿足，現在卻凸顯了她這些年來的改變和過去放棄了多少。她開始出現健康問題。起初，症狀像是進入了停經前期——她出現尿急、月經週期不穩和膀胱感染。吃了幾個月抗生素後，仍無法治好她的尿道感染，最終來我們診所求助。

我們開始幫助艾莉絲解決泌尿道和經期問題時，第一步是向她說明骨盆區域的運作方式。了解這一點很重要，知道身體的運作原理，就能更直觀地了解該部位的健康狀況。

我向艾莉絲解釋，泌尿系統是由兩顆腎臟、兩套輸尿管、一個膀胱和一個尿道組成。腎臟負責過濾血液中的毒素、平衡鈉和水的濃度並產生尿液。尿液透過輸尿管被輸送到膀胱，透過尿道被排出體外。由於尿道口接近肛門，很容易因周圍細菌引發尿道感染。在免疫力下降、患有糖尿病，或裝有導尿管等其他誘發因素的情況下，細菌更可能由膀胱沿著輸尿管抵達腎臟，引發危險的腎臟感染。

了解泌尿系統的運作後，我們將艾莉絲送回她的醫師那，讓醫師爲她進行尿液檢測，確認她的膀胱是否受到感染。當膀胱受感染時，尿液中會出現白血球和大量細菌。膀胱中本來就有一定數量的細菌，但受感染時的細菌數會急劇增加。艾莉絲的檢測結果顯示她的膀胱內沒有白血球，細菌數量也很少，沒有膀胱感染。那麼，到底是什麼原因導致了她的疼痛呢？

膀胱是肌肉器官，最多可容納約五百六十毫升的尿液。如果一個人每五分鐘左右就感覺到尿意，每次卻只排出幾十毫升的尿液，代表他有膀胱或尿道發炎的問題。艾莉絲就是這樣，但她的婦產科醫師必須找出原因。在此需要考慮三個基本原因：

1. **子宮切除術後的影響**：切除子宮後，患者可能因手術過程中損傷了控制排尿的膀胱神經，而出現「應力性尿失禁」。
2. **子宮肌瘤**：如果女性子宮內有較大的肌瘤囊腫，可能會壓迫位於附近的膀胱，使膀胱容納較少量的尿液，導致頻尿。
3. **陰道乾澀和陰道壁變薄引起的發炎**：女性在更年期前期雌激素濃度下降時，容易使陰道和尿道組織變薄並引起發炎，因此即使並沒有膀胱感染，卻會在排尿時產生疼痛與尿急感等與膀胱發炎相同的症狀。

由於艾莉絲沒有切除子宮，因此這不是造成她疼痛的主因，下一個檢測站是婦科。艾莉絲的月經量一直較多且不穩定，從婦科醫師那裡得知，她有兩個巨大的子宮肌瘤，其中一個正位於膀胱上方。艾莉絲現在有兩種選擇：進行手術切除肌瘤，或不動手術靜待更年期結束後的發展。荷爾蒙濃度會隨著更年期結束下降，通常有助於讓肌瘤縮小，並減輕膀胱的壓力。

艾莉絲的醫師還研究了第三種可能的疼痛原因：陰道乾澀和陰道壁變薄引起的發炎。艾莉絲的月經具有更年期前期的不穩定特徵，性交時也開始出現陰道乾澀和疼痛的症狀。

艾莉絲決定不切除子宮肌瘤，專注於治療發炎症狀，看看是否能解決她的膀胱問題。爲了解決陰道乾澀的問題，艾莉絲研究了各種可能有幫助的潤滑劑，終於找到了合適的一種。醫師向她說明了有助於解決問題的醫療處方和自然療法。艾莉絲決定從自然療法開始嘗試，使用黑升麻使陰道黏膜增厚以改善過度敏感的症狀，並使用蒲公英葉和燕麥恢復陰道的濕潤度來減少頻尿。

可惜的是，自然療法沒有達到她想要的效果，艾莉絲又回去找醫生幫忙。醫生建議她使用雌三醇乳膏和一種含有睪固酮的陰道乳膏，有助於舒緩發炎的陰道和尿道區域。

最後，爲了解決荷爾蒙引起的頻尿和經期不規律問題，我建議艾莉絲去找中醫師嘗試針灸和草藥，因此她也服用了六味地黃丸和龜齡集等複方草藥。

此外，她開始針對可能加劇問題的思想和行爲模式，進行肯定句療癒——針對**膀胱**問題：我輕鬆自在地放下舊東西，迎接生命中的新事物。我很安全。針對**尿道感染**：我釋放我意識中造成這個狀況的模式。我願意改變。我愛自己、肯定自己。

她也開始處理與金錢的關係，透過改變對金錢的看法改變思維模式，以緩解自己的憤怒。於是艾莉絲開始逐漸痊癒。

生殖器官

生殖器官發生問題的人，通常難以理解如何以健康的方式打造人生，他們的注意力往往集中在不斷往前和不惜一切地開創上。

這些人通常被驅使不斷地產出、產出、再產出——無論是職涯還是家庭，本質上都是「工作」。書籍、戲劇、技術文件……任何形式的創作對他們來說，都只是他們產出自己想要的東西所需的工具罷了，就連小孩和戀愛關係都是如此。只有透過極端的組織和控制能力來管理生活的各方面，才有可能產生這種動力。

雖然這種專注和控制的能力在金錢和商業等外在世界中更爲明顯，但每個人都知道，要管理一個有很多孩子、計畫或寵物的家，也需要大量的組織和控制能力。無論在波濤洶湧的金融世界或操持大大小小的家庭雜務，女性和部分獨特的男性，有時都必須關閉自己與生俱來的女性敏感特質（我們或多或少都具有這種特質），以維持每日的進度。因此，如果一個人經常在工作或家庭中生產力過高，生殖器官就可能出問題。

爲了保持生殖器官的健康，男性和女性都需要重新評估個人事務的優先順序，改變導致子宮肌瘤、不孕症、攝護腺問題或其他生殖疾病的潛在信念。

一般婦女疾病可以透過以下肯定句得到改善：我的女性特質讓我深感喜悅。我喜歡當個女人。我愛我的身體。

子宮肌瘤與伴侶造成的傷害有關，可以透過以下肯定句來改善：我釋放吸引這種經歷的內在模式，只爲我的生命創造美好的事物。

女性性功能障礙通常與性壓力、內疚或對前任伴侶的怨懟，甚至是對父親的恐懼有關，這些女性經常認爲進行性行爲或體驗性快感是不對的。

許多**處於更年期的女性**都會經歷與衰老、不被需要和不夠優秀有關的恐懼，下面這段話可以改善更年期症狀：我在生命週期的所有變化中保持平衡與平靜，我用愛祝福我的身體。

對男性而言，問題的最初跡象或症狀可能非常幽微，像是暫時喪失性欲或荷賀蒙略微失衡。然而，稍不注意身體就可能發出更爲強烈的訊息，出現更嚴重的健康問題。

與**攝護腺問題**相關的負面思維模式，與對男性特質和衰老，以及性壓力和內疚的恐懼有關，爲了促進攝護腺健康，請用以下肯定句：我接受，並爲我的男子氣概感到高興。我愛自己、肯定自己。我接受我自身的力量。我的精神永遠年輕。

性能力問題通常與憤怒或怨恨的負面情緒有關，通常是針對前任伴侶，但也可能與對母親的恐懼有關。療癒男性性功能障礙的肯定句是：我輕鬆而喜悅地讓我陽性原則的全部力量徹底發揮出來。

對於男性和女性來說，**不孕症**都與恐懼、對人生及養育過程的抗拒有關。在此情況下，療癒的肯定句爲：我愛並珍惜我的內在小孩。我愛自己、崇拜自己，我是自己生命中最重要的人。一切安好，我很安全。

和其他身體問題一樣，適用的肯定句會根據不同身體部位的疾病而異，請參考第十一章的肯定句列表，找出與自身問題相關的肯定句。

除了肯定句之外，你還需要改變自己的行爲模式才能擺脫生殖器官問題。你的主要目標是**平衡生活中的人際關係和財務問題**，並學會與「想在每一件事上不斷努力並取得成就」的內在衝動抗衡。

如果你總覺得自己有必要掌管家中財務，請暫時讓配偶或伴侶接手處理帳單。我知道這很難做到，特別是如果這是你擅長的任務，但請咬牙忍忍。你也可以讓孩子（如果你有孩子的話）自己做一頓簡單的晚餐，即使你知道他們不會做得像你一樣好。你能做的最重要的事，就是試著放棄控制一切的衝動。

我們的目標是將愛和歡樂帶回你的生活，讓你學會順應世界的流動。也許你有必要**重新評估對成功的定義**。你需要了解，透過放鬆、休息和分配任務，事情仍然可以成功。除了持續全速前進帶來的快感之外，還有其他值得嘗試的生活方式。試著讓自己身邊圍繞著享受悠閒生活方式的人，問問自己是否認爲他們是成功的。

留出特定的時間，讓自己放慢腳步——努力恢復自己生活的樂趣、花些時間傾聽好友的建議、談談自己的感受和夢想……另一件好事是嘗試靜心，或只是安靜坐著。這能讓你的注意力集中在當下，打斷你不斷思考接下來需要發生的事的想法。

我們的目標是更專注地活在當下，觀察並欣賞周遭的事物。古諺說：「花點時間停下來聞聞玫瑰花香。」這句話很有智慧。試著尋找目前生活中的美麗，很快地，你將發現「控制一切」和「不斷努力」不是過上幸福生活的要素。你也可以學會以眞正的平靜，來取代驅動生活的短暫腎上腺素激增，並享受更健康的身體。

決心得到一切的吉塔與她的不孕問題

現年二十九歲的吉塔，很小的時候就清楚知道自己想從生活中得到什麼：住在哪裡、做什麼工作、嫁給什麼樣的男人，甚至要生幾個孩子都想好了，並決心要實現這一切。整個高中期間，吉塔在學業和社交方面都努力不懈，還參加了領導力小組、編輯校刊和年鑑，並在高中的最後兩年擔任班長。

在大學時她同樣野心勃勃。除了學業，她開始打工並開啓自己的事業。當吉塔獲得學士學位時，她已經與一名醫學預科生訂婚並錄取了MBA。她執迷於成功、成功、成功，沒有她處理不了，也沒有她做不到的事——點子、金錢、物質，凡是你能想到的任何事物，她都全力以赴。

接著，她想要實現自己清單上的最後一項：一個寶寶。但她的身體投給了她一顆變化球。吉塔原本計畫在三十歲時懷孕，但經過幾個月的嘗試，她變得不耐煩，找醫師做了一些檢查。他們證實了她最擔心的事情：她已經停止排卵。吉塔悲痛欲絕，覺得自己的身體背叛了她。

她無法懷孕，代表她需要重新評估自己在生活各方面的情況。

我們必須從不同的角度來觀察吉塔的問題。從本質上來看，吉塔沒有做錯任何事，她吃健康的食物、鍛鍊身體，整體上看來十分關注自己的健康。可惜的是，懷孕的條件通常與孕期之外的健康生活所需的條件不同。因此，首先我們必須幫助吉塔克服自我責備和羞恥感。許多女性在談到不孕時都會經歷這些情緒，尤其是周遭朋友紛紛懷孕並毫無問題地組建家庭時。吉塔一直懷著這種羞恥感，認爲自己做錯了事。她認爲自己很糟糕，也質疑自己的個人價值，但她完全沒理由這麼想。

我們的下一步是研究任何可能妨礙吉塔努力受孕的身體狀況。我們注意到吉塔很瘦。事實上，她的體重很輕：身高一六三公分的她，體重只有四十五公斤。體脂極低的女性通常會閉經並停止排卵。無論是典型的長跑運動員，還是應職業需求過瘦的模特兒，她們都沒有足夠的營養來維持身體機能，更別說是懷孕。因此我們必須評估吉塔的飲食情況。

當我們討論這個問題時，吉塔承認她不想增加體重。她努力保持體態，並感覺自己健康又強壯。這揭示了我們在吉塔尋求懷孕過程中必須面對的另一個問題：懷孕要求女性放棄對自己體形的控制。如果女性對此有疑慮，那麼當她在鏡子中看到自己正在成長的身體時，很可能會做出不健康的反應。這種對自己的看法可能會引發一連串強迫性的想法和行為，並導致以對孕育胎兒有害的方式限制飲食的攝取量。

爲了調整以上思維模式，吉塔開始針對多種問題進行肯定句療癒。

針對**常見的婦女症狀**：我的女性特質讓我深感喜悅。我喜歡當個女人。我愛我的身體。

針對**卵巢健康**：我在創造力的流動中保持平衡。

針對**月經問題**：我接受自己身爲女人所擁有的全部力量，並且認爲我所有的生理過程都是正常的、自然的。我愛自己、肯定自己。

針對**閉經**：我樂於做我自己。我是生命的美麗展現，永遠隨順生命的流動。

針對**不孕**：我愛並珍惜我的內在孩子。我愛自己、崇拜自己。我是自己生命中最重要的人。一切安好，我很安全。

她還開始拜訪認知行爲治療師，幫助她評估自己的焦慮想法。他們一起研究如何改變控制體重的執迷與傾向。他們爲吉塔想出特別的對策，幫助她忍受再次開始排卵所需的增重。

吉塔也開始靜心，將一些正念練習融入到日常生活中。每天她都會留出一點時間，眞正嘗試只關注自己周圍正在發生的事，而不是待辦清單或其他未來的活動。她還強調，自己正將手上的一些任務委託給生活中的其他人。在改變了想法、行爲及飲食習慣後，吉塔順利懷孕，並很快生下了一個漂亮的男嬰。

下背部疼痛和臀部疼痛

患有腰臀問題的人，往往在金錢和愛方面缺乏安全感。

儘管他們常得到家人堅定不移的支持，但無論他們做什麼，常會在財務和人際關係方面遭遇難題。部分原因是他們不相信身邊人的能力或意圖。當事情失利，且身邊的人也參與其中時，他們很難看清自己的行爲在過程中是如何影響結果，卻很容易找出其他參與者所犯的錯。

在一次次的關係崩解之後，當一場財務危機接踵而至時，他們會抓住權力，感覺自己更有掌控權。當這些人不再傾聽他人的觀點或想法，在人際關係和金錢交易中共同決策的想法就會被拋諸腦後。由於不斷地失望，他們最終感到孤獨、陷入困境，無法前進。

如果你有下背部問題，並認知到自己有這些負面想法和行爲，請想一想你需要什麼以及如何獲得。如果你需要的是變得健康、擺脫疼痛、感到堅強和得到支持，你可以透過以下肯定句來扭轉負面想法的影響：**我信任生命的過程。我需要的一切都被安排得很好。我很安全。**

適合的肯定句能幫助我們將療癒提升到新層次。

下背部和**坐骨神經痛**與對金錢的恐懼有關，**臀部問題**與對前進的恐懼有關。如果你有下背部或臀部問題，不僅要了解自己的思維模式，練習肯定句也很重要。因此，舉例來說，如果你的**臀部問題**與害怕做出重大決定有關，請用以下肯定句：**我處於完美的平衡。不論幾歲，我都輕鬆且滿懷喜悅地在生命中前進。**

如果你因高度自我評判和對未來的恐懼患有**坐骨神經痛**，適合的肯定句是：**我走向更大的美好。我處處可以擁有美好的事物，我是安全無虞的。**

與身體各部位的健康一樣，此處的關注重點是平衡。如果你有下背部或臀部疼痛，那麼是時候審視你與自己以及周圍人的關係了。

請誠實地評估自己的生活並做出改變。你是否從家人那裡得到了在其他地方得不到的支持？注意你在何處獲得支持，公開承認，並對此表示感謝。事情出錯時，你是否總是先責怪他人？試著放眼大局，看看你所做的事是否可能導致問題發生。討論到財務問題時，你是否感到失控？仔細觀察任何財務漏洞，並試著找出由好轉壞的關鍵點。

你的目標是以新觀點看世界。要真正弄清自己在人際關係和財務出了什麼狀況，必須更全面地審視客觀事實。爲此，你需要覺察自身情緒並掌握它們。

靜心和正念是重新找回生活平衡最有效的練習，生殖器官容易出問題的人，需要透過這些方法來放慢腳步並認識世界的美麗。而患有腰臀疼痛的人，則需要控制自己的情緒。

靜心能教會我們觀察和描述自己正經歷的情緒，而非評判好壞。**情緒不等於事實**，這表示情緒不會對我們產生如想像那樣大的影響力。練習正念和靜心，將幫助我們以更全面的角度看待世上的人事物，將我們從情緒中釋放，以更尊重和有效的方式與人互動，帶來更健康的財務和人際關係。

療癒腰臀疼痛時建議的另一個重要步驟是擴大社交圈，安排時間與家人和朋友以外的人相處。即使每週只有幾小時也要走出去，從不同的角度體驗生活。可以去非營利組織擔任志工，讓自己在團隊中既是領導者，也是團隊的一員，這將有助於你學習平衡個人觀點與他人想法。

結合肯定句、更正向的情緒及行爲改變，就可能在經濟和情感兩方面都過上富足的生活。

失婚、負債的海倫與她的腰臀疼痛

海倫在五十多歲的時候，在家人鼓勵下來我們這裡求助。

儘管她是律師助理，並且有兩個她心愛的、健康成長的孩子，但在接連兩個男人爲了年輕女性而離開她後，她的兩次婚姻都以離婚告終。離婚後，她發現自己孤身一人，並負債累累。

海倫努力讓自己的感情生活重回正軌，但似乎沒有男人能滿足她的高標準。當海倫看著一個個朋友找到靈魂伴侶，她開始慌了。她怎麼了？爲什麼她無法成功找到對象？

海倫心情憂鬱。有天，她醒來時感到腰部和臀部嚴重疼痛，讓她連坐在電腦前、甚至連走幾步都有困難。一位骨科醫師要求她做核磁共振檢查，結果顯示她有非常輕微的椎間盤突出——但這種程度不至於會產生行動困難才是。

與海倫交談時，我感覺得出來她非常痛苦和沮喪，因爲骨科醫師無法簡單地以切除椎間盤或高超的腰椎融合手術治好她。

腰痛的原因是什麼？通常是體重過重、走路姿勢錯誤或受傷，導致下背部脊椎之間的肌肉、韌帶和關節過度使用。重複的運動會使得脊椎骨之間的軟墊——椎間盤——突出或者滑動。由於經常活動且缺乏鄰近背部肌肉的支撐，脊椎骨之間的小面關節便會發炎，造成區域性的骨關節炎，嚴重時可能壓迫神經，進而導致下背部和腿部肌肉痙攣、無力和發麻。

不幸的是，還有許多原因可能讓腰痛加劇。憂鬱症及其伴隨的神經傳導物質變化會使人感到更加疼痛，脊椎側彎（脊椎向一側彎曲）或脊椎滑脫（脊椎骨向前滑動的病症）也是如此。如果在更年期前期雌激素和黃體素濃度下降，導致神經傳導物質（與雌激素有關）和GABA（與黃體素有關）產生變化，就會加劇疼痛和痙攣。

一旦海倫了解腰痛背後的所有成因，她就可以與治療團隊共同努力解決她的健康問題。

她找到了讓自己生活充滿活力的方法。她買了一把有軟墊的椅子放在辦公室，並每小時站起來幾次，以讓下背部保持靈活並減緩關節炎，還開始積極治療憂鬱症。海倫開始使用SAMe，雖然緩解了一些背部疼痛和憂鬱，但她的情緒和背部問題仍然很糟。儘管她對藥物有點抗拒，但還是嘗試了抗憂鬱藥物威克倦

（Wellbutrin）。當情緒和背痛終於獲得明顯改善時，她非常高興。

現在她精力充沛，可以去健身房鍛鍊，但我們得確保她在物理治療師的監督下進行訓練。爲了恢復脊椎周圍的肌肉力量，她不時使用止痛噴霧來舒緩薦骨區域以完成日常訓練。針灸和氣功也有助於控制疼痛。最後，海倫嘗試了一種稱爲亞馬納身體滾動（Yamuna body rolling）的神經肌肉療法，方法是使用哈密瓜大小的球來防止與下背部肌肉相鄰的肌腱痙攣。

我們也檢視了導致海倫背痛的其他原因，發現「鞋子」是個問題。海倫穿著沒有緩衝及支撐的廉價鞋子，因此我們建議她購買更好的鞋款——FitFlop、Nike和Asics品牌旗下都有不少能爲腳步提供緩衝的款式。

隨著時間過去，透過運動和物理治療，海倫注意到即使自己只減重十磅（約四．五公斤）也能讓下背部壓力減輕許多。外科醫師指出，體重每增加十磅，關節就會承受四十磅（約十八公斤）的壓力。於是海倫聽從醫療團隊的建議，總共減掉了二十五磅（約十一公斤），她簡直不敢相信會有這樣的差異。當醫師說一切安全之後，她開始定期練習瑜伽，這有助於她的脊椎保持彈性和強壯。

我們也與她一起研究，找出改變哪些行爲和想法能對她有幫助。我們要求她列出所有可能讓她腰痛的原因，並在適用於她的項目旁打勾。縱使無法改變遺傳或年齡等先天因素，我們仍可以幫助她改變後天的運動和日常習慣。

我們討論到戒菸和治療憂鬱症的重要性。她決定去教會做志工——既擔任青年小組領袖，也成爲發食物處的幫手。她還開始寫日記，試圖爲生活中的混亂帶來新視角。

爲了修正導致她生病的潛在信念，她也開始使用肯定句來解決各種與背部和臀部相關的問題。針對**常見的背部健康問題**：我知道生命永遠支持著我。

針對**腰部問題**：我信任生命的過程。我需要的一切都被安排得很好。我很安全。

針對**整體臀部健康**：太好啦——每天都很快樂。我很平衡且自由。

針對**臀部問題**：我處於完美的平衡狀態。在每個年齡階段，我都輕鬆且滿懷喜悅地在生命中前進。

針對**椎間盤突出**：生命支持我所有的想法，因此，我愛自己、肯定自己，一切安好。

海倫綜合運用所有方法，將自己的生命帶往美妙、靈活、無苦無痛之處。

讓「第二情緒中心」安好的關鍵

人們通常會試圖透過服用藥物或接受手術來解決膀胱、生殖器官問題，以及下背部和臀部疼痛。在某些緊急情況下，這可能是最謹慎的做法。但隨著病症逐漸演變爲慢性症狀和長期功能障礙，你可能需要研究其他療法。

在本章，我們探索了結合醫學、身體直覺力和肯定句，這些能爲第二情緒中心創造健康的多種方法。學會覺察、檢視身體發送的訊息，能讓我們走上眞正的療癒之路。

專注於平衡金錢與愛的關係，可以消除加劇該區域健康問題的壓力源。承認自己在性別認同、經濟能力、愛和人際關係方面的負面想法和行爲，運用露易絲的肯定句系統對抗它們，透過靜心對自己說「我信任生命的過程」「我知道生命總是支持我、照顧我」「我是可愛的、被愛的」，幫助自己建立新的思維模式和行爲。

你值得被愛，一切安好。

第六章

第三情緒中心：自我價值及內在需求與外在責任的平衡

消化系統、體重、腎上腺、胰臟、成癮問題

第三情緒中心與自我意識，以及對他人的責任有關。

本章將探討第三情緒中心的許多面向。有些討論會集中在特定器官，例如消化系統器官、腎上腺和胰臟（兩者都是調節血糖的重要器官）及腎臟（調節體內化學物質），也會提到體重與成癮相關議題。

就像其他情緒中心一樣，罹患哪種疾病取決於導致你生病背後的思維及行爲模式。第三情緒中心出問題的人，通常分成四類：

- 透過完全關注他人需求來定義自己的人。
- 透過尋求工作和物質財富來強化自我價值的人。
- 放棄一切自我概念並轉向更高的力量尋求支持的人。
- 避免透過自我感覺良好的干擾來看待自己的人。

關於消化系統健康及體重和成癮問題，不同類型的人會以不同的方式受到影響。稍後探討影響第三情緒中心不同身體部位的疾病時，我會更具體地解說。

爲了在這些生活領域維持健康，擁有堅定的自我價值尤其重要。如果你不尊重自己，並在取悅他人和關注自我價值之間找到平衡，你可能會開始產生胃灼熱、噁心、消化性潰瘍、便祕、腹瀉、結腸炎或腎臟疾病，還可能在體重、身體形象或成癮問題間掙扎。這些健康問題是身體發出的訊息，告訴你所做的事無法爲自己帶來好處。

第三情緒中心的肯定句與科學證據

根據露易絲的肯定句理論，消化道、肝臟、膽囊和腎臟的健康與恐懼的思維模式有關，也就是你經歷的那種令人十分煎熬的焦慮，尤其是在你認爲自己能力不足或負擔過重的情況下。

例如，消化道問題通常與對新事物和新經歷的恐懼有關。更具體地說，腸躁症患者可能有不安全感的問題。結腸炎與害怕放手有關，而結腸問題一般與對過去的執著有關。與體重問題相關的負面思維模式，也與需要受到保護有關。一般而言，成癮是個人不知如何處理自身情緒的一種應對方式，露易絲稱之爲「自我逃避」。最後，血糖代謝問題與責任和生活負擔有關，低血糖與被生活重擔壓垮有關，心生「那有什麼用？」的絕望感。

第三情緒中心的健康與堅定的自我價值、承擔責任的能力，以及不透過藥物濫用或成癮逃避現實有關。我們的腸胃道、體重和身體形象的健康，取決於個人與工作和責任建立健康關係的能力。

那麼，讓我們看看科學對於治療第三情緒中心障礙諸多方法的有效性有何看法。

大量研究顯示，負面情緒——無論是恐懼、悲傷還是憤怒——都會刺激胃壁，愛和喜悅則可以讓身體平靜下來。經歷負面情緒的次數越多，出現消化問題的機率越高，例如胃食道逆流、消化性潰瘍和大腸激躁症。

以消化性潰瘍爲例，科學家將消化性潰瘍歸因於幽門螺旋桿菌過度滋生。幽門螺旋桿菌是種本就存在於胃中的細菌，過度滋生的狀況更常發生在高度焦慮的人身上。這可能是因爲消化道的免疫系統反應過度所致，使細菌更容易滲透到胃和腸內壁。壓力和焦慮可能有多種來源，但尤其普遍存在於競爭激烈的工作環境。研究顯示，必須每天面對巨大壓力的人，發生消化性潰瘍的機率會增加。在動物身上也可以看到同樣的情況。研究發現，當囓齒動物處於必須不斷爭奪配偶和資源的環境時，會出現消化問題和消化性潰瘍。

完美主義也與腸胃問題密切相關。

這種性格特徵會使人總認爲自己不夠好，並降低自信心。研究顯示，自我價值感低落會導致血液中的體抑素下降。體抑素的功能爲抑制許多荷爾蒙的分泌，荷爾蒙分泌失衡將導致腸胃道無法正常運作，可能發展爲消化性潰瘍和大腸激躁症。潰瘍性結腸炎是種慢性腸道發炎疾病，也與完美主義相關。

那些對擺脫壓力環境感到絕望和無助的人，血液中的壓力荷爾蒙濃度較高，增加了他們罹患消化問題的風險。

在許多研究中可以看到相關例子，研究發現，在遭受身體虐待或持續衝突的家庭中長大，與成年後罹患消化性潰瘍或飲食失調的可能性之間存有相關性。壓力會導致肥胖。研究顯示，壓力會影響人的新陳代謝或分解食物的能力。當我們在競爭激烈、彼此敵對的環境中苦苦掙扎時，往往會吃得更多、更不規律進食，這種飲食模式往往會導致體重增加。在工作壓力很大的一天中，誰不會跳過早餐或午餐，然後吃一頓豐盛的晚餐獎勵自己？不幸的是，這種看似簡化的飲食計畫並不能減少腰圍，恰恰相反的是：這會增加腹部脂肪。

對生活中可能發生最糟情況與增加責任的擔憂等情緒，也會影響身體分解糖的方式，並可能導致糖尿病。情緒壓力會增加發炎和血液中皮質醇的濃度，造成胰島素上升，導致身體將更多食物儲存爲脂肪。研究人員觀察到，憂鬱症和焦慮症患者的神經胜肽分泌可能會受到干擾，進而影響他們的情緒和消化功能。因此，有助於改善思考方式的肯定句也可以縮小人們的腰圍，是有道理的。

在許多研究中，成癮與低自我價值及低自尊間的連結，可說是顯而易見。研究結果一再表明，人們經常透過暴飲暴食、抽菸、酗酒等逃避現實的行爲掩蓋焦慮、憂鬱、憤怒或無力感，來逃避無法承擔的責任。這些只是轉移注意力的策略，但人們這麼做是有道理的。酒精是種抗焦慮藥物，許多人都會用這樣的物質來痲痺自己、避免面對眞實的自我。尼古丁雖然不健康，但已被證實可以讓人暫時放鬆並帶來短暫的快樂，幫助人們應付憤怒、不耐煩和煩躁的情緒。某些食物也是如此，特別是碳水化合物和巧克力。

堅定的自我價值——也就是第三情緒中心的重點——能同時幫助我們減少產生並妥善處理壓力、絕望和無助的感受。這些感覺會導致我們剛剛探討過的許多消化、肥胖和成癮問題。

現在你已經了解肯定句的理論和科學，那麼，我們如何能眞正打造第三情緒中心的健康呢？

消化問題

組成消化道的器官包括口腔、食道、胃、小腸、大腸（或結腸）、直腸和肛門。容易出現消化道問題的人，通常會想得到更多、更多、更多的東西。「追求更多」會刺激腎上腺素分泌，讓人感覺自己比實際更強大，因此會拚了命追尋這股衝動。

這類型的人往往工作太多、聚會太多，卻只懂繼續這樣下去，直到幾乎要了他們的命。他們努力透過累積權力、物質和金錢填補心靈的空虛，看似擁有一切，但事實上內心還是相當匱乏，而這便是源於自我價值感低下。由於無法從自己身上找到滿足和快樂，因此專注於外在生活，總想要更大、更好的車子和房子，相信這能讓自己更偉大、感覺更好，以此增加自尊心與自我價值。但擁有更多並不一定代表越好。擁有健康的自尊心很重要，但這不僅於外表，也在於內心。

這類型的人可能遇到的消化系統疾病包括胃灼熱（火燒心）、胃食道逆流、消化性潰瘍、腹脹、腹痛、克隆氏症和腸躁症。確實有很多有效的醫療方式可以選擇，但多數情況下都只能解決症狀，而不是根治問題。如果你患有慢性消化道疾病，還必須處理健康問題背後的思想和行爲模式。

所有消化問題都源於相同的情緒根源——恐懼。

例如，患有**一般腸胃疾病**的人往往害怕嘗試新事物，認爲自己沒有足夠的能力處理生活中的事，經常被恐懼、焦慮和不確定感控制。如果這聽起來很像你，你也想消除這樣的恐懼並正面迎接新的經歷，適用的療癒肯定句爲：**生命與我和諧一致。每一天的每一刻，我都在消化吸收新事物。一切安好。**

如果你有**消化性潰瘍**，負面的想法可能與擔心自己不夠好有關，適用的肯定句是：**我愛自己、肯定自己。我處在平安之中。我很平靜，一切安好。**

結腸炎與根深柢固的不安全感和自我懷疑有關，合適的肯定句爲：**我愛自己、肯定自己。我盡力而爲。我很棒。我很平安。**

請記住，肯定句取決於實際發生的情況，有關療癒特定疾病的更多肯定句，請參見第十一章的列表。

除了肯定句之外，你還必須評估個人生活和優先事項。

檢視一下自己的現況：你總是處於超光速前進的狀態嗎？你的工作與生活環境是否非常競爭？除了外在的追求之外，你是否有投入時間來了解自己？這些問題的答案將幫助你了解自己的生活是否失衡。

如果你總是在工作，就撥出時間玩樂一下。如果你總是追求高速，則需要放慢腳步，人的身體不可能終其一生全速運轉。我們可能會在一場激烈的戰鬥中茁壯成長，面臨挑戰時腎上腺素會湧入全身系統，但身體很快就會開始感覺到需要更多平靜。身體給出的提示會像是胃不舒服，這暗示你已經無法承受快節奏的生活，身體迫切需要休息和放鬆。

在努力改變可能導致消化問題的思維模式和行爲時，最重要的是認知到自己具有與生俱來的美好特質——你不應只靠財富來衡量自身價值。導致人們拚命前進、前進、前進的低自尊，會以痛苦的病症顯化。建立自我價值並不容易，但這是可以做到的。

誠實地審視你的生活。問問自己，物質與財富是否眞的能爲你帶來快樂，或其實它們只是種掩護——猶如保護殼——讓你逃避世界。你需要控制消費習慣。

嘗試每週進行一天「花錢休息日」，意思是一天不購物。收起信用卡、把現金藏在難以取用的地方，如果可以，請盡量避免處理錢的事，即使是他人的金錢或財務也是一樣。在一天結束時，評估一下自己從簡單生活中體驗到的感受。如果你認為每週一天不花錢太難了，你可能需要尋求諮詢，讓專業人士幫你找到擺脫沉迷的方法。

同樣地，設定一週有一天不打扮。不化妝、不設計髮型、不穿昂貴品牌的衣裝。注意自己一天的心情。如果你的情緒明顯低落，或許這表示你過度重視外在的表象——以至於掩蓋了眞實的你。

從繁忙的日程中抽出時間嘗試新活動。試著找到自己喜歡的事物，而不是因爲它們能讓你更富有、更聰明或更有吸引力。目標是建立你的眞實自我並意識到其價值。你也可以每週安排一次，甚至每天都安排一點時間，不受世界的干擾，花些時間與自己相處、傾聽自己的想法。了解眞實的自己將引導你建立自我價值，在第三情緒中心重獲健康。

過度追求成功的肯恩與他的胃部問題

當我遇見二十七歲的肯恩時，他已經擁有一門成功的牛仔靴生意，並過著各種世俗定義上的上流生活。他在美國田納西州的納什維爾有個家，在郊區有座農場。肯恩喜歡花錢、大吃大喝、抽菸、開快車和追女人帶來的快感。爲了維持奢侈的生活並贏得眾多女性的仰慕，肯恩夜以繼日地工作——靠著補充大量咖啡因。肯恩的人生座右銘是：「沒什麼比過度努力更能成功。」

多年來，這種生活方式爲肯恩帶來了成功，但他來找我，正是因爲發現自己開始難以維持現狀。他努力支付帳單，但也對一切感到焦慮。他的胃似乎也感受到了，經濟壓力讓他一直感到胃灼熱，因此他每天都服用制酸劑。然而，肯恩並沒有停止這樣的生活模式，反而透過超支來維持奢侈的生活模式。

最終，他被送往急診室，被診斷出胃食道逆流、胃炎和些微出血性胃潰瘍。

與肯恩交談時，他不明白爲什麼自己吃了制酸劑卻無法阻止胃部的灼燒感。爲了重獲消化健康，了解爲什麼制酸劑救不了胃腸道，首先他需要了解食道、胃和胃酸分泌之間的關係。

當人吞嚥食物時，食物會進入食道，再由食道將食物送入胃部。食物會在胃中被消化酵素分解，其中一種是胃酸。食道和胃之間有個單向通道稱爲「賁門」，能防止這些酸性酵素「逆流」回食道和口腔，避免燒傷和潰爛。但賁門可能會鬆弛，以至於無法完全關閉並防止食物逆流。如果這種情況經常發生，就可能導致胃食道逆流，這正是肯恩遇到的第一個健康問題。

肯恩遇到的下一個健康問題是胃潰瘍。就像美式足球隊一樣，胃病涉及進攻（分解食物的元素、胃酸量，以及其他消化酵素）和防守（保護胃部內壁的元素）之間的平衡。胃痛時，大家幾乎都會想到以制酸劑來減少胃酸，但不會想到幫助保護胃壁黏液、維持重碳酸鹽濃度、血液供給、適當的細菌量，及減少前列腺素等發炎介質——這些都是能保護消化道免於遭受潰瘍的方式。

爲了減少肯恩的消化問題，我們建議他在生活中做出一些改變。

他需要減少進食量、減掉九公斤的體重，並停止穿緊身牛仔褲，因爲這會給腹部帶來壓力，對腸道和下食道括約肌造成物理壓迫。他還需要戒菸。此外，我們改變了他的飲食內容，排除會讓他胃酸偏鹼性的食物。我們建議他停止吃巧克力、番茄、含咖啡因的飲料、脂肪、柑橘類食物、洋蔥、薄荷和酒精——至少暫時先別吃它們。一旦潰瘍痊癒，他就可以每天喝一杯酒精飲料。我們幫肯恩制定了飲食計畫，並讓他以最適合自己的方式調整床的角度，以防止胃酸影響食道。我們也爲他制定時間表，要求他在睡前三小時不要吃東西。這不僅能讓食物有足夠的時間被消化，也能確保在食物消化的過程中，肯恩能保持身體直立——躺下的姿勢會讓胃酸更容易逆流到喉嚨。出於同樣的原因，我們建議他睡覺時將床頭抬高，或將身體撐靠在枕頭上。

我們建議肯恩改變的方法非常簡單，也幫助他走上正確的道路，但他也決定採取更激烈的手段。他開始服用抗生素，以降低胃裡腐蝕性細菌幽門桿菌的含量。他有三種藥物可以選擇：

1. **中和胃酸的制酸劑**：如美樂事（Maalox）、胃爾達錠（Mylanta）、碳酸二羥鋁鈉，和坦適含鈣胃錠（Tums）等。
2. **減少胃酸分泌的H2受體拮抗劑**：如法莫替丁（Famotidine）、希胃定錠（Cimetidine）等。
3. **質子幫浦抑制劑**：如耐適恩錠（Nexium）、蘭索拉唑（Lansoprazole）和奧美拉唑（Omeprazole）等。

以上藥物可以阻止酸性物質的產生並幫助療癒食道壁，但這些藥物都有副作用。例如，五十歲以上的患者，長期服用質子幫浦抑制劑可能會導致臀部、腕部和脊椎骨折。爲了穩定身體狀況並盡可能防止副作用產生，我們建議肯恩除了醫療護理之外也考慮綜合療法。

我建議肯恩去找值得信任的中醫嘗試針灸和草藥，從適用於治療消化問題的常見草藥中，挑選最適合他病況的複方，包括：舒肝丸、沉香、雪蓮或逍遙散。

針對行爲的改變，我們建議肯恩花些時間誠實地審視自己的生活。爲此，他採納了本章先前概述的有關外表和財務問題的建議，並寫下他對每項建議的感受。他的目標是降低焦慮感，並將自己的座右銘改成：「我不過度工作、抽菸、飲酒和飲食，也能成功。」我們也爲他規畫了每天三十分鐘的有氧運動，以釋放多餘的能量，並每週爲他安排按摩、芳香療法和意象導引課程，幫助他放鬆肌肉並減輕壓力，最終目標是將這樣舒適自在的感受，一路延伸到他的消化道中。

肯恩也需要透過肯定句來改變自己的潛在想法。

針對**胃部健康**：我輕鬆自在地領悟人生。

針對**常見的胃部問題**：生命與我和諧一致。每一天的每一刻，我都在消化吸收新事物。一切安好。

針對**潰瘍**：我愛自己、肯定自己。我處在平安之中。我很平靜。一切安好。

針對**焦慮**：我愛自己、肯定自己，我信任生命的過程。我很安全。

我們幫助肯恩在生活中做出許多改變，使他完全康復——讓他的消化道和生活都走上更健康的道路。

體重問題和身體形象

有體重和身體形象問題的人是給予者和實踐者，且往往過於慷慨。表面上來看，這些都是很好的人格特質。然而，與患有其他第三情緒中心健康問題的人一樣，有體重問題的人通常受到恐懼和低自尊控制。他們將所有精力花在別人身上，卻很少關注自己，「我是誰」是由他們爲別人做了多少來定義。

體重的增加或減輕可能是甲狀腺或荷爾蒙失調等潛在健康問題的跡象，但也可能是心臟病等其他問題的原因。因此，首先要解決因體重超重或不足，或某些身體形象障礙（例如厭食症和暴食症）引發的身體狀況。一旦解決最嚴重的疾病，就該面對導致體重失衡的情緒問題了。

再次強調，重點在於**平衡**。

不是要你停止做好事或幫助別人，或變得以自我爲中心，關鍵是要審視爲什麼幫助別人會讓你筋疲力盡，導致個人需求無法獲得滿足。一旦意識到這一點，你就可以開始改變負面的想法和行爲。這些負面的想法和行爲會加重你的健康問題，解決方法是傾聽身體想告訴你的訊息，並將肯定句融入日常生活中。

露易絲的肯定句理論，展示了體重如何反映我們的自我形象。

例如，**超重或食欲過盛**，是自尊心低下和迴避自己感受的結果。根據露易絲的說法，脂肪一般是過度敏感並感覺自己需要保護的人創造的「保護殼」。想去除這個「外殼」並減重，可以這樣肯定自己：我與自己的感覺和平共處。我現在的處境很安全。我創造自己的安全感。我愛自己、肯定自己。

厭食症與極度恐懼和自我憎恨有關，開始審視個人價値的肯定句是：我愛自己、肯定自己。我很安全。生命是安全且充滿喜悅的。

暴食症是由自我憎恨、絕望和恐懼引起的飽食和清理行爲，療癒的肯定句爲：**生命愛著我、滋養我、支持著我。活著是很安全的。**

適用的肯定句會根據思維模式和患病的身體部位有所不同。

例如，腹部肥胖與得不到營養而感到憤怒有關，大腿肥胖則與童年的憤怒有關——可能是對父親的憤怒（特定問題的肯定句請參見第十一章的列表）。對有體重問題的人來說，消除舊有的負面思維模式是特別重要的一步。自卑會導致自我毀滅的想法氾濫，請以正向、增強自尊的肯定句來改變這些想法，比如：**我用智慧去愛。我滋養和支持他人，就像我滋養和支持自己一樣。**

如果你是一位仁慈、善良、慷慨的朋友，那很好！但請記得以同樣的方式對待自己。**關注自己的需要、外表和幸福並不自私**。事實上，這麼做是成爲眞正的朋友、夥伴及父母的唯一途徑。不照顧好自己，總有一天會無法再爲任何人付出。

因此，首先請檢視自己爲什麼要不斷爲了他人犧牲自己的利益。你是否認爲唯有當別人需要你時，你才有價值？你能想到是哪段關係或情況讓你產生了這種信念嗎？請試著寫下來，看看是否能找出爲什麼自己會有這種感受。

你必須努力克服錯誤的信念，而最好的方法就是開始享受生活，並給自己放個「責任休息假」。每月撥出一天，或每週空出幾個小時，不要爲任何人做任何事——現在是只關注自己的時刻。參加課程或找到喜歡的愛好、培養自尊心，讓自己意識到你與生俱來的價值。

你不能只根據自己爲他人所做的事來評斷自己。如果你不改變當前的心態，身體就會向你發出訊號，你會感覺自己被剝奪了，並延伸爲體重問題。

受焦慮、不健康信念和藥物影響的伊莎朵拉和她的超重問題

二十八歲的伊莎朵拉可靠、敏捷，在工作或其他有意義的活動中，都會主動奉獻自己的時間。與許多患有體重問題的人一樣，她非常樂意——她很高興——幫助別人。伊莎朵拉告訴我，這給了她人生的目標和方向。但儘管她做了很多好事，自尊心卻很低落，幾乎不敢照鏡子。

伊莎朵拉有兩個姊妹，都是職業歌手，外表對她們來說非常重要。伊莎朵拉爲她們做妝髮造型，她非常自豪於自己能讓姊妹的表演看起來優雅、美麗，並表示自己不介意成爲默默無名的一員——姊妹的成功對她來說就足夠了。從外表來

看，你絕對無法猜到伊莎朵拉是髮型師和化妝師。她追求舒適而非時尚，總是在沒有任何造型的頭髮上戴著一頂棒球帽，而且通常不化妝。當我見到她時，她超重了三十六公斤，並承認自己已經放棄了運動和任何提升自己的努力。

與有體重問題的人合作時，重要的是找出每個案例特有的、導致體重增加的藥物、營養、環境和荷爾蒙成因。然後制定計畫，目標是改變這些原因，幫助他們減重。體重增加可能有多種因素：

- **藥物**：一些常見藥物的副作用之一是體重增加。包括口服避孕藥、類固醇、較舊的三環抗憂鬱劑如 Elavil、一些較新的抗憂鬱藥包括帕羅西汀（Paxil）、樂復得（Zoloft）和金普薩（Zyprexa）、情緒穩定劑帝拔顛（Depakote）、糖尿病藥物特泌胰（Diabinese），以及胃灼熱藥物如耐適恩錠和蘭索拉唑。上述藥物並非都會導致體重增加，但眾所周知確實會有此副作用。
- **營養**：肥胖最常見的原因之一就是營養攝取習慣。吃什麼以及什麼時候吃，對體重有很大的影響。

・**環境**：包括諸如白天活動的頻率，以及周圍的人等問題，也對體重有很大影響。

・**荷爾蒙**：如果一個人不斷感受到壓力、壓力、壓力，那麼無論做多少運動並限制飲食，體重都會增加。悲傷、憂鬱和焦慮都會讓體重計上的數字上升，但憤怒是最容易導致體重增加的情緒。持續的憤怒和沮喪會導致腎上腺產生皮質醇，進而使胰臟產生胰島素——就是如此！

開始探討伊莎朵拉的情況時，我們發現她經常服用三種藥物，這些藥物已知的副作用便是增加體重。除了避孕藥，她也經常服用耐適恩錠和蘭索拉唑以緩解胃部和胃食道逆流的不適。我們也發現她的飲食習慣很不正常。她白天不吃正餐，卻會吃很多零食和不健康的食物，唯一的正餐是晚上八點左右的豐盛晚餐。但伊莎朵拉的晚餐向來不是很均衡——她經常只攝取碳水化合物，而不是確保盤子裡的食物有很好的營養搭配。她沒意識到每餐攝取比例得宜的碳水化合物與蛋白質，對於穩定血糖和控制飢餓感有多重要。

影響伊莎朵拉的環境因素包括很少活動身體，以及不鼓勵多走動的辦公環境。伊莎朵拉在二樓工作時從不走樓梯，她整天坐在辦公桌前，唯一的休息時間就是去洗手間，或去櫃臺拿糖果。她的辦公室就在會議室旁邊，大多時候都有新鮮糕點和烘焙食品供員工享用，還有飲料機隨時提供免費汽水。

在失控的體重和忙碌的生活之間，伊莎朵拉也經歷了很多壓力、沮喪和焦慮。她不喜歡自己的身體，進而產生了羞恥和憤怒感，而這只讓情況變得更糟。

爲了幫助伊莎朵拉控制體重和生活，首先要做的就是控制藥物引起的體重增加。我讓伊莎朵拉去找醫生，尋求替代的避孕方式，以取代因副作用讓體重增加而惡名遠播的避孕藥。此外，她還發現自己的胃病是焦慮造成的，而不是胃酸逆流，因此得以逐步停止服用耐適恩錠和蘭索拉唑。爲了找到替代藥物，並緩解因焦慮造成的胃部不適，伊莎朵拉的醫師推薦了檸檬香蜂草。她說這幾乎立刻見效。

接下來，我們討論了影響伊莎朵拉的環境因素。她要求櫃臺人員把糖果盤拿走，放在不那麼顯眼的地方，這樣她就不會想吃了。她開始戴上以粗體黑字寫著「健康體重」的橡膠手環，提醒自己不要吃辦公室的零食和汽水。有伸手去拿這些東西的衝動時，她會拉一下手環，讓手環反彈擊痛自己。這能幫助她集中注意力，提醒自己減重目標。至於加強運動，伊莎朵拉不僅開始走樓梯去辦公室，還加入女子健身社團，每週五天做三十分鐘的有氧運動。

爲了讓療癒更有效果，她也開始使用肯定句來解決導致自己緊抱脂肪不放的潛在思維模式。

針對**強迫性進食**：我受到神聖的愛保護。我總是安全無憂。我願意成長，並爲我的生命負責。我原諒別人，現在我創造自己想要的生命。我很安全。

針對**肥胖**：我對自己的感受感到平靜。我在哪裡都很安全。我創造自己的安全感。我愛自己，並肯定自己。

同樣重要的是，我們建議她去諮詢營養師。營養師可以幫助她根據共同制定的飲食計畫打造健康、美味且簡單的飲食。爲了讓新的飲食習慣更有趣，她邀請姊妹一起學習，以嶄新的、健康的生活方式互相支持。伊莎朵拉和姊妹之間萌生了新的親密感——在此之前，她更像她們的員工而不是姊妹，因此這種親密感已經消失一段時間了。這增強了伊莎朵拉的自尊心，讓她更容易堅持採用新的飲食習慣。

把焦點從他人轉移到自己身上的改變，幫助伊莎朵拉找到自我價值。她開始做越來越多事來照顧自己，甚至開始採納我們建議的「責任休息假」。透過新的世界觀以及周圍人的幫助，伊莎朵拉成功減重，並感到更健康、快樂。

腎上腺和胰臟

罹患腎上腺、胰臟和血糖問題的人經常被情緒壓垮，並因不斷為他人付出而失去自我。

這些人對自己內在精神生活的滿意度，往往大過於自身體重、外表和工作等外在生活。靈性成為他們建立自我價值和愛自己的出口，這就是他們定義自己的方式。這種傾向讓他們往往會放棄打理外表，消化系統的健康狀況也會直線下墜，造成血糖問題和疲勞。對他們而言，靈性就是宇宙。關心自己的職涯發展和外在世界的外表和利益，都不在他們的能力範圍內。

如果你是數百萬患有腎上腺和血糖問題的人之一，第一步就是採取醫療措施。但與許多以情緒為中心的病況一樣，藥物可能只對急性問題有效。慢性問題需要更微妙的療癒法。你需要建立自我價值感，並處理對他人的責任。

如果你的大腦告訴你，你沒有能力或價值，並且表現不佳或扯自己後腿，這些負面的想法和行爲就會導致皮質醇分泌失調。皮質醇失調是許多腎上腺疾病的前兆，例如庫欣氏症候群；相比之下，無法產生足夠皮質醇的艾迪森氏症則與嚴重的情緒失衡有關。但兩者皆來自相同的負面心態。

露易絲的肯定句理論告訴我們，如何透過肯定句來改變引發**腎上腺相關問題**的思想和行爲：我愛自己、肯定自己。照顧自己對我來說是安全的。

胰臟炎和胰臟癌等胰臟疾病，通常源於悲傷的感覺。如果你患有**糖尿病等嚴重血糖問題**，可能是因爲你對沒機會實現的人生目標感到失望，或對一度有機會實現的目標深感遺憾。在這種情況下，適用的肯定句爲：這一刻充滿了喜悅。我現在選擇體驗今天的美好。

無論是腎上腺功能障礙引起的皮質醇問題，還是胰臟分泌濃度異常的胰島素導致血糖失衡，身體的直覺力都會讓你知道，你需要重新評估自己正在做的事。持續忽略身體發出的警訊，長期的皮質醇和胰島素問題將導致其他疾病，包括膽固醇升高、高血壓、心臟病、體重增加、慢性疼痛、糖尿病、腎衰竭和中風。

改變負面思維模式是消除痛苦和破壞性情緒的關鍵，但沒那麼容易。改變長年貫徹在生活中的思維模式是一個過程——是一趟需要時間、奉獻精神和耐心的旅程。試著在內在靈性和外在生活間找出平衡，將部分精力放在靈性，同時開始處理你在塵世間的外在問題。

就從體重和自卑感著手吧。我們知道你有豐富的靈性價値，但你也必須愛自己和自己的身體。我們在這裡告訴你，你完全可以在不以自我爲中心的情況下滿足個人需求。所以花點時間犒賞自己吧。做個美甲、把頭髮整理好、讀一本書、去逛逛街，嘗試做些能幫助你更貼近外在自我的事。嘗試鍛鍊身體、跳舞或做瑜伽，這些活動都能讓你回歸這個世界。

我們都知道關心他人的需求很重要，但即使你願意這麼做，也請不要過度。幫助別人會讓你感覺良好，但也會耗費你的精力，所以請限制自己提供幫助的時間。如果你在多個組織擔任志工，請減少投入的時間——也許每週只做一次志工。這仍會爲你帶來幫助他人的樂趣，但也會爲你騰出時間照顧自己。這些行爲都會改善你對自己的看法，並幫助你保持健康的靈性目標。

正如我先前所言，你在地球和天堂都有與生俱來的價値。你是可愛的、有價値的，你必須每天透過肯定句和保持身體健康來提醒自己這一點。一個普遍適用於大眾，有助於大家保持健康的肯定句是：**我的情感充實和滿足，散發給我周圍**

的每個人。

過度付出的蘿琳達和她的虛弱問題

現年五十七歲的蘿琳達，在青少年時期就發現了東方宗教，並深深著迷。她經常閱讀有關佛教、禪宗和道教的經典，也研究基督教神祕主義。她從小就能感受到「神性」的存在，這讓她感到既平和又興奮。

蘿琳達在大學取得了神學和生物學雙學位，並嫁給知名物理學家，育有四個孩子。蘿琳達很聰明。博覽群書的她，在婚後的幾十年成爲丈夫的寶貴資源，幫助他寫了幾本書。某種程度上，她的婚姻與家庭生活都是幸福充實的。但蘿琳達犧牲了自己的抱負和個人發展。

現在，她不僅對自己不熟悉，還生活在巨大的焦慮和恐懼之中，這並不健康。很快地，身體便發出警訊，想告訴她「是時候該改變了」。她開始感到疲憊不堪，走得很慢、說得很慢、想得很慢，感到非常疲憊和沉重。她體內的皮質醇和胰島素完全失衡了。

腎上腺和胰臟——控制皮質醇和胰島素分泌的器官——對大多數人來說都是個謎。所有人都有兩個腎上腺。可以想像成像柳丁，內部會分泌腎上腺素這種類似咖啡因的刺激物質，當人需要在短時間獲得爆發性能量時，就會釋放腎上腺素。腎上腺的外層（即「果皮」）會從體內脂肪中產生一連串荷爾蒙，提供人體長期需要的能量，其中最著名的是皮質醇，但也有許多其他荷爾蒙，包括黃體素、脫氫異雄固酮（DHEA）、睪固酮和雌激素。

突然產生的焦慮、威脅或憤怒，會讓大腦透過腦下垂體下令腎上腺分泌更多腎上腺素、皮質醇和其他荷爾蒙，讓身體進入高度戒備狀態。一旦威脅消失，情緒冷靜下來，腎上腺素就會停止上升。然而，如果頭腦反覆去想焦慮和備受威脅的事，產生「沒希望了」「我的生活是一場災難」「事情不該是這樣！」「這不公平！」等思維模式，腎上腺就會繼續分泌皮質醇和雌激素，導致胰臟也分泌更多胰島素，最終出現腎上腺衰竭的症狀。

腎上腺衰竭很棘手，因爲並不能確定是由於皮質醇分泌過多或過少，需要透過症狀及血液、尿液檢查來了解腎上腺失衡的走向。了解這一點非常重要，如果無法對症下藥，將無法帶來任何緩解，還可能變得更糟。

因此，我們將蘿琳達送往內分泌醫師那，讓醫師檢查她的症狀。皮質醇過低的症狀包括虛弱無力、噁心、嘔吐、腹瀉、低血糖和低血壓、口腔和其他黏膜附近產生色素沉澱。由於這些症狀很常見，因此很難與皮質醇過低聯想在一起。

皮質醇過量則會讓腹部和臉部發胖、血壓升高、血糖不穩、毛髮異常生長、長痘痘、憂鬱和煩躁、骨質疏鬆、肌肉無力和經期失調。

檢查了所有可能的症狀後，醫師確定蘿琳達的病因是由於皮質醇分泌過量。蘿琳達身高一六三公分，體重八十二公斤，大部分體重集中在腹部。頭頂附近有頭髮稀疏的情況，上唇和下巴則長出一些毛髮。血壓為一四〇/八十五，血糖為一三〇，均為輕度偏高。肩膀、背部和臉上都長滿了痘痘。

確定症狀是由皮質醇過多引起後，醫師想進行一項檢測，以確認她是否患有腎上腺疾病庫欣氏症候群。幸運的是，血液檢查和地塞米松（dexamethasone）抑制試驗的結果均正常。最後，蘿琳達去內分泌科就診，醫生對腎上腺酵素異常做進一步的檢查，所有數值都顯示正常，因此蘿琳達面臨的是普通的腎上腺疲勞。

解決方案？她需要減掉一些脂肪，這樣腎上腺就能減少製造皮質醇和其他導致血糖、血壓和頭髮生長的荷爾蒙成分。

爲了幫助她獲得改變生活急需的能量，我們開始讓她服用鉻。這不僅可以爲她提供能量，還可以幫助調節血糖。她也開始服用綠茶萃取物，該萃取物已被證實可以爲人們提供大量能量，並開始服用含有葉酸、泛酸、維生素C、鐵、鎂、鉀和鋅的藥品級綜合維生素，因爲缺乏維生素會導致疲勞。

接下來，我們必須解決蘿琳達的焦慮問題。因爲她沒有服用血清素藥物，所以我請她向醫師詢問，是否可以在她的營養補充計畫中添加5－羥基色胺酸（5-HTP）這種天然血清素補充劑。這通常可用於緩解焦慮，而焦慮可能是皮質醇過度分泌的因素之一。然而，她還需要與諮商師交談，以幫助她處理焦慮的根源。

我們最後的綜合醫療建議是讓蘿琳達去看中醫，嘗試針灸和草藥。許多草藥——黃耆、甘草、刺五加、冬蟲夏草、紅景天萃取物、巴拿巴葉萃取物、燕麥草和五味子——都有助於控制腎上腺素分泌失衡，專業人士會幫她找出最佳的組合。

蘿琳達需要減重，但她的問題不僅是營養失衡。有時，她吃得不好是因爲忙於履行對家人和朋友的責任，而不是自己選擇吃得不健康。因此我沒有將重點放在飲食上，而是讓蘿琳達採用我們先前在體重那一節討論到的「責任休息假」。

她不需要一整天都不幫助別人，但必須限制自己的付出。一直以來，她都將丈夫的事業放在第一順位，因此我們建議她建立一套發展自己事業的新系統：她每花一個小時協助丈夫的工作，就必須也花一個小時在自己的事業上。當我談到這種方法時，蘿琳達皺起眉頭，但最後她做到了。

蘿琳達還透過學習太極拳和氣功幫助自己管理精力，而不是將精力分散到其他人的計畫。

最後，爲了改變可能導致她生病的潛在思維模式，蘿琳達對**腎上腺問題**做肯定句練習：我愛自己、肯定自己。關心自己是很安全的。

針對**疲勞**：我對生命充滿熱情與活力。

針對**胰臟健康**：生命是美好的。

蘿琳達療癒腎上腺的努力激發了她的自信，讓她不僅在精神層次，也能在塵世間尋得慰藉。

成癮

容易成癮的人——在某種程度上我們不都是這樣嗎？——往往會有滿足自我價值感的強烈欲望。

他們希望獲得個人和創造上的滿足、平靜和明晰，卻往往缺乏紀律，無法遵守飲食和運動計畫，甚至是工作時程。他們被某些能帶來快感的物質所控制——食物、酒精、信用卡消費——以至於很難找到時間或動機來照顧自己，在某些情況下，也很難照顧他人。

每個人都有自己獨特的成癮「祕方」。對自我價値和滿足感的追求可能令人興奮，也可能令人疲憊和沮喪。逃避保持健康的責任而產生的壓力和焦慮，也可能讓人難以承受。爲此，我們經常求助於讓自己感覺良好的物質——酒精、處方藥、性、賭博、食物——來處理種種強烈的情緒。

什麼是戒癮的好方法？你戒癮並挽救自己免受不可逆的健康傷害的能力，取決於改變與成癮相關的想法和行爲。一個好的起點，是透過經實證有效的成癮治療方法，例如十二步驟計畫和加入康復小組。下一步是仔細觀察身體正在告訴你的行爲與健康之間的連結。一旦確定問題出在哪裡，以及是什麼情緒導致問題產生，就能開始將肯定句融入日常生活中。

露易絲的肯定句理論展示了成癮是如何源於恐懼和低自尊。更具體地說，那些具有成癮性格的人一生都在逃避——而且無法愛——自己。

一般來說，針對**成癮**，有個很好的肯定句是：我現在發現我是多麼美妙。我選擇愛自己，並享受自己。

酗酒尤其與內疚、信心不足和自我拒絕有關。爲了對抗這些負面情緒，並將自我憎恨轉變爲自愛，露易絲建議這樣說：我活在當下。每一刻都是新的。我選擇看到我的價值。我愛自己、肯定自己。

大多數人不時都會透過成癮行爲滿足自我價值，或對自己無法控制的情緒進行藥物治療。我們了解到，生活過於混亂時更可能導致成癮行爲，因爲現實讓人太痛苦了。人們可能會對非常具體的事物上癮，例如酒精、菸、網路購物、社群媒體、電腦遊戲或性。所有成癮——無論是對藥物、食物還是賭博等行爲——都會釋放類鴉片物質，來麻痺身體和情感上的痛苦。然而，最終這種物質會消失，或行爲無法再成爲逃避的出口，一切又會回歸現實——伴隨著痛苦。

有成癮問題的人，最重要的是**承認**自己有問題。

我知道這聽起來很簡單，但這能爲你將要做的一切奠定基礎。如果你不確定自己是否有問題，可以詢問摯愛的朋友或家人，並在他們的幫助下問問自己下列問題：我是否無法控制飲酒、飲食、賭博或性行爲的量？我對自己的行爲感到內疚嗎？即使面對嚴重的健康問題，我是否仍無法停止？這些行爲會影響我的工作或家庭生活嗎？我的家庭成員中是否有與成癮抗爭的人？有人告訴我需要停下來嗎？我會找藉口或試圖隱藏正在做的事嗎？

如果你對兩個以上問題的回答爲「是」，那麼是時候退後一步，認眞審視你的成癮問題了。

請記住，戒癮是很困難的。你不僅應該求助於能幫你了解自身力量和情緒的專業人士，也應該尋求家人和朋友的協助。

現在就去尋求幫助吧。幾乎所有成癮問題都有戒癮小組可以加入。找到與你有相同問題的人，他們能幫助你增加勇氣，並提供你可能沒想到的建議。在專業顧問、家人、朋友，以及你找到的任何其他支持團體的幫助下，就可能戒癮成功。這些人是你找回健康的關鍵，因爲他們對於你以強烈的自我意識擺脫成癮的能力至關重要。

但有些事你可以自己做做看，以應對那種讓你感到絕望的情緒，而這種情緒正是成癮行爲試圖讓你逃避的。

嘗試靜心練習。靜靜坐著——哪怕只有一分鐘，都會幫助你更好地掌握自己的想法和情緒。想法經常來了又走，它們是無常並可以改變的，只是刻在你大腦中的態度，但並非現實。創造新的方式看待種種想法，就能使之變得更容易容忍。你甚至能透過肯定句將想法轉化爲更健康的態度。你還可以考慮寫日記，有時只須將想法轉化爲文字，就能幫助自己以新的眼光看待一切。

這些行動的關鍵都是要讓你對自己更有安全感，讓你了解自己與生俱來的力量。我們生來就是爲了在這個星球上生存和茁壯，你擁有與其他人一樣的力量來做到這一點。你只需要緊緊抓住，並讓這股力量發揮作用。

失去人生方向的珍妮與藥物成癮問題

四十九歲的珍妮總是敏感而緊張。小時候，她的父親是商人，經常出差工作。珍妮常感到孤獨，於是轉而向食物尋求慰藉。食物成了她忠實的伴侶。珍妮的另一個寄託是希望成爲芭蕾舞者，但申請芭蕾舞學校時，她卻被告知體重過重，不適合從事芭蕾舞這行。

她繼續跳舞，但也持續與體重抗爭，且經常受傷。在一次特別嚴重的膝蓋受傷後，珍妮的醫師開了奧諾美（Oxycodone）來緩解疼痛，並開了贊安諾（Xanax）來緩解相關的焦慮。然而，即使在傷勢痊癒後，她仍繼續使用贊安諾和奧諾美以及其他處方藥來控制焦慮和恐懼。最後，珍妮完全退出了芭蕾舞領域。

後來，珍妮結婚了，生活變得更好。她很快樂，也成功戒除了藥物。但在第二個孩子出生後，憂鬱和焦慮再度出現，她再次求助於處方藥。很快地，珍妮開始出現各種症狀，各科醫生診斷出各種疾病，從慢性疲勞、腸躁症到注意力不足過動症——所有症狀都促使珍妮以藥物來治療新問題，並增加劑量。此時，有位醫師意識到了成癮問題，拒絕開給她處方藥，並告訴她必須戒癮。

對藥物、食物、性、賭博、拯救別人上癮，或是像珍妮這樣，以處方藥來掩飾自己無法處理的情緒，無論是悲傷、焦慮、憤怒、失戀、無聊還是自尊心低落——這類例子無窮無盡。

成癮還會阻擋我們不想知道的直覺感受。這些物質填補了精神上的空虛，一種我們甚至不知其存在的「無以名狀的空虛感」。

成癮並不僅僅是使用物質，而是一種將讓人們的工作、學校、家庭或其他關係出現問題的強烈行爲。成癮會導致我們遲到、缺勤或被解僱，因爲我們忽視了對每個人（包括我們自己）的責任。有時，成癮問題可能會升級到對身體造成危害的程度，導致意外或更嚴重的情況。但儘管會帶來不良後果，我們無法還是停止這樣的強迫行爲。

珍妮服用奧諾美和贊安諾來幫助入睡、擺脫焦慮，並緩解因練芭蕾舞產生的腳部和脊椎慢性疼痛。因此，我們做的第一件事，就是試著確定她的任何「新疾病」——疲勞、腸道不適和注意力不足過動症——是否源於藥物的使用。

奧諾美的副作用包括嗜睡、疲勞、注意力和記憶力受損以及便祕等。贊安諾和其他苯二氮平類藥物（benzodiazepines）也會導致注意力和記憶力問題。當我和珍妮說，她用於緩解失眠、焦慮和疼痛的藥物可能導致新的健康問題時，她卻告訴我這是値得的。她認爲沒有奧諾美，她就無法承受疼痛。她對此心生防衛，並問我爲什麼我不了解她的感受。平靜下來後，她告訴我，自己正處於人生的危機時刻。她已經因酒駕被吊銷駕照，丈夫也威脅她要離婚，因爲她的藥癮已嚴重影響了他們的婚姻和家庭生活。

我告訴珍妮，她並不孤單，也沒有什麼好感到羞恥的，因爲嗎啡類藥物成癮問題在世界各地不斷升高。嗎啡、可待因、二氫嗎啡酮（Dilaudid）、止痛劑配西汀（Demerol）、海洛因和奧諾美，都是影響「嗎啡類」受體的藥物——嗎啡類受體與大腦/身體的情緒、自尊、精神滿足、疼痛和睡眠受體相同。

使用這些藥物，無論是由醫師開立還是你自己從「街上」買來，你很快就會產生抗藥性，這意味你需要更多的藥物才能感受到所需的效果。贊安諾、安定文錠（Ativan）、煩寧（Valium）和克癇平錠（Klonopin）等藥物，則作用於不同的受體——GABA受體。服用這類藥物與受酒精影響的情況相同。這些藥物的威力如此強大，以至於你無法停止服用，因爲突然停藥可能導致癲癇發作或死亡。

我告訴珍妮，她需要更多支持才能擺脫奧諾美和贊安諾。除了進入康復中心幫助身體慢慢戒掉藥物之外，她還將學習新技能來控制焦慮、睡眠和過去的運動傷害。

當時珍妮對此持保留態度。但一個月後，珍妮決定進入戒癮中心治療處方藥成癮問題。醫師以非常緩慢的速度讓她戒掉了服用的藥物，然後接受了非成癮藥物降保適錠（clonidine）來治療心悸。在與丈夫一起參與的醫療團隊會議上，她獲得了各種藥物支持計畫，以幫助她出院後不會再次服用奧諾美。

疼痛治療小組對她的脊椎和腳進行評估，診斷出她患有練芭蕾舞造成的關節炎。爲了解決這個問題，珍妮決定積極服用高劑量的維生素 C、葡萄籽萃取物和硫酸鹽葡萄糖胺。這些補充劑加上每週進行瑜伽、針灸和亞馬納身體滾動訓練，幫助她發揮了自身的療癒力。如果情況變得太糟，她可以隨時使用美沙酮、左旋美沙酮（levomethadyl）、納霍利（naltrexone）或丁基原啡因（buprenorphine），但必須在治療團隊的嚴格監督下進行。

珍妮在戒癮中心還參加了辯證行爲治療計畫，這是專門爲有藥物濫用問題的人量身制定的療程。辯證行爲治療是種正念訓練，幫助珍妮學習如何調節焦慮。她與精通藥物與補充藥物科學的精神科醫師合作，因此，除了西番蓮、檸檬香蜂草和 5－羥基色胺酸，珍妮還服用了樂復得和樂活憂（Remeron）。

最後，珍妮需要與職涯教練一起制定強有力的長期計畫。她開始發現，藥癮、疼痛、焦慮和失眠，很大程度是由於自己中斷芭蕾舞生涯後缺乏人生方向所致。職涯教練幫她找到一些能繼續從事喜歡事物的方案，包括爲兒童開辦舞蹈學校。

除了藉由他人的幫助了解自己、鞏固自信，她也得自己努力解決導致成癮的情緒問題。於是她開始使用肯定句緩解**焦慮**：我愛自己、肯定自己，我信任生命的過程。我很安全。

針對**憂鬱症**：現在我超越了他人的恐懼和限制。我創造自己的人生。

針對**恐慌症**：我有能力，也很堅強。我可以處理生命的所有情況。我知道要做什麼。我是安全且自由的。

針對**成癮問題**：我發現自己好棒！我決定愛自己、欣賞自己。

綜合所有的治療方法制定出強而有力的整合計畫，我們成功幫助珍妮找回自我，讓她開始能面對生活中的不確定性和痛苦，並療癒了成癮問題。

讓「第三情緒中心」安好的關鍵

第三情緒中心涵蓋廣泛的健康問題，包括輕度或重度的消化系統疾病、血糖問題、體重和成癮問題，但這些疾病的核心，都是缺乏自我價值及無法平衡內在需求與外在責任。

當你對自己感覺良好且擁有健康的自尊心，你就能在第三情緒中心創造持久的健康。審視身體告訴你的關於情緒和身體健康狀況的訊息、找出導致失衡的壓力源，如果你能傾聽並留意這些警訊，你的身體會告訴你一切。

一旦改變阻礙自己前進的負面思維模式和行爲，學會透過眞正的你來定義自己，而不是藉由家庭、工作或爲他人做的事定義自己，你就能找回健康。了解自己的弱點，但不要耽溺或逃避。實現自我價值，並意識到自己有與生俱來的美好特質。以下面的主張來與任何對自己的負面想法抗衡：**我夠好了。我不需要過度工作來證明我的價值。**

愛自己，一切安好。

第七章

第四情緒中心：平衡自己與他人的內在需求

心臟、肺部、乳房

第四情緒中心是關於平衡自身需求，以及與我們有關的其他人的需求。

如果做不到這一點，身體就會透過心臟、乳房或肺部相關問題來提醒你，例如高膽固醇、高血壓、心臟病、囊腫、乳腺炎，甚至癌症、肺炎、氣喘、咳嗽或呼吸急促。掌握第四情緒中心健康的祕訣，正是學習表達自己的情感和需求，同時也考慮到他人的情感和需求。這是付出和接受的問題。

就像其他情緒中心一樣，你受影響的身體部位，取決你處理人際議題的負面思維和行為模式——無法與自身情緒保持連結的人，容易出現心臟問題；總是被情緒壓垮的人，會經常出現肺部問題；只表達正面情緒的人，會出現乳房問題。稍後當討論身體每個部位時，會更加具體。

然而，一般而言，與第四情緒中心健康相關的負面想法和行為，往往來自焦慮、煩躁、憂鬱和長期的情緒問題。有第四情緒中心健康問題的人害怕生活，認為自己不配過好日子——他們明顯缺乏快樂，傾向於過度付出，總是將他人的情緒置於自己之上。

如果你有心臟、乳房或肺部問題，你的身體是在提醒你，你需要在維繫良好人際關係的同時，也保持自己的情緒健康。這些症狀可能不像心臟病或乳癌那麼嚴重，而是像乳房脹痛、血壓微升或胸悶一樣微妙。

第一步是注意健康狀況的細微變化。與往常一樣，有任何嚴重的健康問題，請尋求醫療幫助，但也要確保關注這些健康問題的情緒面向。目標是改變行爲和想法，這樣就能在幫助他人和關注自己之間找到舒適的平衡點。

第四情緒中心的肯定句與科學證據

露易絲的肯定句理論，探討了第四情緒中心器官健康背後的微妙情感差異。這些身體部位的健康，取決於你充分表達所有情緒的能力，以及是否能健康地度過憤怒、失望和焦慮（所謂的負面情緒）而不被它們壓垮。唯有如此，你才可能眞正走出憤怒，找到寬恕與愛，重新體驗快樂。了解、感受和表達自己所有的情緒，無論是愛和喜悅、恐懼還是憤怒，都對健康有益。「情緒」（emotion）一詞源自拉丁語，意思是「移動」（to move），情緒能讓你在生活中穩步前進，正如露易絲所說，這有助於保持血液流過你的心臟和血管。

我們的最終目標，是運用肯定句轉化負面的想法和行爲，讓正面的想法和行爲促成身體健康，例如降低血壓和膽固醇、緩解氣喘症狀，或平衡可能增加乳腺囊腫和其他乳房問題的荷爾蒙濃度。

心臟代表快樂和安全感的中心。

心臟和高血壓問題與長期存在的情緒問題和不快樂有關，因此，心臟的整體健康，特別是與高血壓和高膽固醇相關的疾病，取決於你在生活中找到快樂並表達出快樂的能力。拒絕看清眼前的事實與動脈硬化有關，動脈硬化是導致動脈變窄和變硬的疾病，會阻礙血液流動。爲了金錢或地位而榨乾心中所有的快樂，則與心臟病發作有關。透過露易絲的肯定句理論來看待呼吸或肺部問題，會發現呼吸困難是由於害怕或拒絕充分接受生活。最後，過於溺愛他人、總將伴侶的情緒放在第一位以至於無法支持自己，則與乳房問題有關，包括囊腫、壓痛和腫塊。

那麼，關於負面想法和行爲與第四情緒中心之間的身心連結，科學告訴了我們什麼呢？醫學科學是否支持這樣的理論：肯定句能幫助我們的心臟、乳房和肺部健康？

是的，確實如此！透過改變焦慮、沮喪、憂鬱和失去愛的「心痛」，我們可以改變心臟、肺部和乳房的健康。事實上，一項又一項的研究顯示，情緒的表達方式與第四情緒中心器官的疾病之間存在關聯性。

只要看看心臟病，我們就可以從男性和女性罹患心臟病的方式看到實際的例子。總體而言，女性的心臟疾病與男性不同。男性心臟病發作時，往往會出現更獨特的症狀：典型的左側胸痛，放射到下頜並向下輻射到左臂，女性則不然。女性心臟病發作時不會出現典型的症狀模式，而是可能在胸腔下方突然出現消化困難，並伴有焦慮及其他症狀。

科學研究顯示，大腦和心臟之間存在關聯性，因此男性和女性心臟病發作病徵的差異，可能與大腦迴路有關。考慮到這一點，我們可以觀察心臟病發作的類型，發現這反映了大腦處理情緒的方式。

女性的大腦結構會根據事實和情感處理訊息，男性的大腦則傾向於將情感擱置在旁，主要使用邏輯區域。由於女性的大腦善於整合，因此女性更容易表達自己的情感，也較爲願意討論困難的問題；相較之下，要男性做到這點顯得困難許多，因此這些情緒很可能會轉化爲身體或生理反應。也許男性發生突發性心臟病，是因爲情緒最終必須以某種方式發洩出來——以一種更突然且明顯的方式找到出口。我不知道……科學也沒有答案。但談到心臟病發作時，男性的心似乎會沸騰，女性的心則有點像文火慢燉。情緒和心臟病發作的症狀似乎有關。

科學證實，心臟病發作和情緒之間還有其他重要的連結。例如，那些難以接受重大失落（例如親人去世）的人，更有可能在喪親的第一年死於心臟病或心臟相關疾病。我們還經常看到人在退休或失業後，直接心臟病發作。這兩種失落帶來的絕望和挫敗感，可能會強烈到影響心臟健康。事實上，一項研究顯示，情緒引發心臟病的風險，與每天吸整包菸的風險相同。不是一兩支香菸——是一整包！

某些研究也將心臟相關疾病和心臟病發與 A 型人格特質連結起來。這些人往往因過度好勝和喜愛競爭更爲強大。爲了維持這種狀態，他們的身體需要持續分泌壓力荷爾蒙，但這卻會導致血壓升高並堵塞動脈。然而，我們可以改變想法，對心臟的健康產生正面的影響。例如，一項研究追蹤一群患有心臟病的 A 型人格男性，發現相較於未曾受過諮商的男性，曾接受諮商指導，學習改變想法和行爲的男性——尤其是針對與表達、克服敵意，和憤怒有關的長期情緒問題——心臟病復發率較低。

科學家還發現，壓抑的情緒——尤其是焦慮、憂鬱和憤怒——會導致高血壓和血管硬化。那麼，是什麼導致了憂鬱症演變成高血壓的骨牌效應呢？

憂鬱症會導致大腦釋放正腎上腺素，爲腎上腺帶來壓力。這會反過來導致腎上腺釋放過多皮質醇，進一步引發包括細胞激素（cytokine）在內的發炎物質。細胞激素會讓氧氣變成「自由基」，使血液中的膽固醇硬化並附著在動脈的血管壁上，導致動脈堵塞，使血壓升高至高血壓的程度。事情就是這樣。憂鬱症對高血壓的骨牌效應，讓情緒的影響從大腦延伸到心臟。這只表示，情緒障礙也可能會阻塞血液流動。長期感到沮喪的人也會有類似的發炎反應。

許多研究也顯示壓抑情緒與血管健康之間的連結，這些研究著眼於一種稱爲壓力型的心肌病變（也以「心碎症候群」聞名）。這種情況可能發生在各種情緒壓力源之後，例如恐懼、極度憤怒、驚訝或失去至親後的悲傷等。研究發現，將憤怒深埋心底而不表達出來的患者，血管收縮的速度會更快，導致血壓升高，減少血液流向心臟。

總的來說，科學支持以下說法：壓抑的情緒，尤其是焦慮、憂鬱和憤怒，是導致血壓問題的原因之一。

而情緒表達與健康之間的關聯，也同樣適用於肺部健康。研究顯示，氣喘患者接受了「情商」或正念療法的練習後，成功改善了呼吸道健康。這項研究教會他們如何爲正在經歷的情緒命名，指出是什麼情況產生了情緒，並選擇健康、平衡的反應來舒緩情緒。這種以情商行動的練習，降低了支氣管氣喘發作的傾向，並提高了生活品質。

科學研究還顯示，情緒健康會影響乳房健康。具體而言，終生過度照顧他人與無法表達憤怒，與罹患乳癌之間存在關聯性。事實上，依靠撫養孩子作爲自尊和女性身分來源的女性，有更高的風險罹患乳癌。

也許有乳房問題的女性（我就是其中之一）認爲，她們是透過控制自己的情緒來照顧他人。但事實上，犧牲自己無法滋養任何人，而且對你的乳房健康有害。長期不健康地表達憤怒、憂鬱和焦慮，會擾亂壓力荷爾蒙皮質醇的正常濃度，進而削弱身體預防癌症的免疫力。研究顯示，七十五%患有乳癌的女性傾向於自我犧牲，對他人的關愛多於對自己的關愛。事實證明，在乳癌康復過程中，獲得愛的支持，與你給予他人的愛和關懷同樣重要。

既然了解了第四情緒中心肯定句理論背後的科學，我們實際上應該做什麼來療癒這些疾病呢？

心臟疾病

罹患心臟相關疾病的人——無論是胸痛、心悸、高血壓、昏倒還是動脈阻塞——往往很難表達自己的情緒。他們會積累大量情緒並一次爆發——而且每隔一段時間就會爆發一次，表現出狂野、激烈的憤怒或挫折，或是落入無法解釋、意想不到的突然退縮狀態。在冷漠和過度激烈之間擺盪，使他們很難與周遭人建立連結，有時會變得孤獨一人，而不處理人際關係帶來的焦慮。

心臟相關症狀（即使是那些看似良性的症狀）也可能很嚴重，因此，如果你出現任何心臟問題的跡象，請去看醫生。但透過方法來改變行爲和思維模式以維持長期的健康也很重要。傾聽身體發送的有關健康問題背後的情緒訊息，然後努力透過肯定句來改變心態。

例如，心臟問題一般源於長期的情緒問題，這些問題使心變得堅硬並阻礙了幸福和喜悅。因此，我們需要打開心扉讓喜悅進來。對抗**負面情緒**，有個很好的肯定句是：**喜悅，喜悅，喜悅！我帶著愛讓喜悅流過我的心、我的身體、我的生命經驗。**

動脈硬化來自於抗拒的意圖、頑固的狹隘思想，以及拒絕看到生活中的美好事物。如果你有這些問題，請用這個肯定句幫助自己：我完全敞開來接受生命及喜悅。我決定帶著愛看待一切。

膽固醇問題與害怕或無法接受幸福有關。爲了打通膽固醇堵塞的喜悅通道，你可以使用這樣的肯定句：我決定愛我的生命。我的喜悅通道敞開無阻。接受喜悅是很安全的。

爲了減少與**高血壓**相關懸而未決和長期存在的情緒問題，可以使用這個肯定句：我帶著喜悅放下過去。我很平靜。

以上範例是最常見的心臟問題，如需露易絲建議使用的更具體的肯定句，請在第十一章的表格中查找與你相關的疾病。

爲了保護心臟健康，重點是要更了解自己的情緒，並學會以有助於克服情緒困擾的方式表達出來。確保你會關注感受，但不要評判，嘗試找出是什麼引發了這種情緒。

透過測試自己的分析能力並剖析感受，以確定情緒源自何處和其特徵，你正在將解決問題的左腦與情感的右腦連接起來。這將幫助你學會表達棘手的情緒：

首先向自己表達，然後向周圍的人表達。關注你的情緒，也將幫助你記錄自己的進步。如果你仍然難以管理自己對他人的感受，你可能會在某些情況下注意到恐慌或煩躁的感覺。慢慢應對這些情況很重要，這樣你就不會不知所措，而不得不退縮或突然情緒爆發。

你可能還會想透過靜心和寫日記等練習來接觸自己的情緒。網上甚至有些資料提供形容情緒的詞彙列表。查看這些列表，熟悉一下，光是能辨識和定義周圍人使用的詞語，就能幫助你增加表達情緒的詞彙。

一旦你能表達自己，培養人際關係就會變得更容易。這很重要，你必須盡一切努力避免自己過著孤獨的生活。嘗試在一週內計畫各種活動，強迫自己與人互動。你甚至可以利用這段時間透過志工服務與青少年互動。這些孩子正在努力發展他們與人互動的技能——就像你一樣，你可以從觀察他們的成功和失敗中學到很多。

學會辨識自己的情緒，並以健康或建設性的方式巧妙地表達，你將減少罹患心臟病的可能性。否則，你的沮喪、憤怒、悲傷——甚至是愛——都會轉化爲高膽固醇、高血壓和心血管疾病。

不善情感表達的保羅和他的心臟疾病

保羅是四十七歲的電腦工程師，在家中與家人一起，以及自己在小房間工作時，他都非常自在。但如果你要他走出舒適圈，去參加雞尾酒派對或其他社交場合，他就會變得焦慮和內向。他的天賦引導他走向不須與人交際的生活。即使晚上和家人在一起，大部分時間他都是在電腦前獨自度過。

一切都很好，直到保羅的孩子長大並搬出家裡。伴侶開始向他尋求更多的情感連結，但保羅無法回應，反而變得比平時更憂慮、孤僻。很快地，他的血壓就升高了，並開始出現心悸、胸痛，隨後被診斷出心臟冠狀動脈阻塞。

爲了幫助保羅制定治療心臟和血管的長期計畫，我們首先幫助他認識健康的循環系統該是什麼樣子。

心臟是一塊肌肉，透過所有動脈將含氧血輸送到身體各部分。如果動脈被膽固醇堵塞，並因動脈硬化變得僵硬，人們就會罹患高血壓。在人體龐大的動脈網路中，有冠狀動脈——心臟的動脈。如果這些動脈因高膽固醇和動脈硬化而堵塞，心臟就無法獲得足夠的氧氣，進而導致胸痛或心絞痛。如果冠狀動脈阻塞的情況變嚴重，心臟肌肉就會在心臟病發或心肌梗塞的過程中壞死。

保羅面臨的第一個問題是動脈硬化，但他也患有冠狀動脈疾病。他的一條冠狀動脈已堵塞，他所經歷的胸痛其實是心絞痛。他很幸運，沒有心臟病發作。保羅選擇緊急植入心導管手術，以清除冠狀動脈九〇%的堵塞。然而，他了解到，如果不改變生活方式，其他冠狀動脈很快也會堵塞。幸運的是，許多解決動脈硬化的方法——降低膽固醇，並試圖放鬆變硬的動脈壁——都能治療冠狀動脈疾病。

但保羅的心悸問題該如何解決呢？他被診斷出患有心室性心搏過速，這是一種心律不整的疾病。心臟右側有許多複雜的神經纖維，稱爲竇房結和蒲金氏纖維，它們負責控制心率和節律。如果附近的冠狀動脈堵塞，正常的心律就會被擾亂，造成心搏過速或心房顫動等心律不整。因此解決方案不僅僅是打通動脈，還要修復造成心律不整的受損神經系統。

爲了擺脫心悸，保羅必須改變生活方式，同時接受藥物治療。心臟病專家給了保羅嚴格的短期藥物治療方案，包括硝酸甘油舌下錠（僅當他出現胸痛時）、低劑量阿斯匹林、鈣離子阻斷劑維拉帕米（verapamil）、乙型交感神經阻斷劑，以及降低膽固醇的立普妥（Lipitor）。醫生也警告他不要使用威而剛等治療陽萎的藥物，會導致心跳加快或心律不整。

這只是藥物治療的部分。如果他想避免生病甚至是冠狀動脈繞道手術，就必須改變不健康的生活習慣。因此，我們做的第一件事是幫助他緩解焦慮。他開始與健康顧問合作。他們展開積極的行動以幫助保羅消除恐懼，並擺脫他面對不良情緒反應的唯一方法——抽菸。保羅向來以抽菸來安撫自己的緊張情緒。為了幫助保羅減少焦慮、降低血壓並戒菸，他們制定的計畫包括短期使用藥物克痲平錠，以及長期進行正念練習和認知行為治療。

減肥對保羅來說很重要。眾所周知，脂肪和膽固醇問題密不可分。因此，我們與保羅一起制定了他可以堅持下去的運動計畫。他每天固定騎自行車二十到三十分鐘，成功減重九公斤。

保羅還諮詢了營養師。營養師建議他服用多種藥品級維生素和抗氧化劑，包括葉酸、維生素B_6、維生素B_{12}、維生素C、鈣、鉻、銅、鋅、硒和α-生育三烯醇。在制定營養補充計畫時，與熟練的專業人士合作非常重要，因為他們可以根據你的個別情況（包括你正在服用的處方藥）提出建議。在與醫師檢視討論後，保羅使用了甜葉菊、山楂、蒲公英和茄紅素來改善血壓問題。

除了上面列出的項目，還有一種非常重要的補充劑是輔酶Q10。這種補充劑非常重要，因為保羅正在服用史他汀類（statin）的藥物立普妥。雖然史他汀類藥物可能降低罹患心臟病的風險，但也會降低體內輔酶Q10的濃度。輔酶Q10是種人體會自行產生的物質，對細胞的基本運作非常重要，因此必須適量補充。

如果心臟病專家認為立普妥的副作用太大，也可以讓保羅嘗試更自然的方法。紅麴是種營養替代補充劑，效果與一些主流的史他汀類藥物相似。事實上，洛伐他汀（Lovastatin，另一種常見的處方藥）就是由紅麴合成的。蝦紅素是種存在於微型藻類、鮭魚、鱒魚和蝦中的抗氧化劑，對膽固醇也能有類似史他汀類藥物的作用。

保羅還開始服用DHA來幫助他穩定動脈膜和情緒。他也服用乙醯左旋肉鹼（acetyl-L-carnitine）來保護心臟和大腦。最後，保羅開始服用刺五加來改善心臟健康及緩解憂鬱症。在原醫師的允許下，他也開始尋求中醫的幫助，嘗試針灸和草藥，服用一些草藥來幫助降低膽固醇和血壓，包括杜仲、桂枝、黃芩和夏枯草等。

保羅還考慮過高壓氧治療。這種療法有助於改善長期壓力和高血壓對血管的損傷，但後來因爲前往診所的交通問題，他決定不這樣做。

在解決身體問題的同時，保羅也開始努力改變可能導致健康狀況不佳的行爲和潛在信念。

他爲了**一般心臟健康**說出肯定句：我的心隨著愛的節奏跳動。

針對**心臟問題**：喜悅，喜悅，喜悅！我帶著愛讓喜悅流過我的心、我的身體、我的生命經驗。

針對**動脈健康**：我充滿了喜悅。喜悅隨著心臟的每一次跳動流遍我全身。

針對**焦慮**：我愛自己、肯定自己，我信任生命的過程。我很安全。

他也努力了解各種情緒，研究了一系列有關情緒的詞彙，並慢慢地練習向最親近的人表達自己的情感需求。如果產生被情緒淹沒的感覺，他也開始能停下來觀察正在發生的事，而不是逃跑或爆發。他學會表達自己的情緒，並傾聽周圍人的情緒。透過改變想法和行動，保羅開始能爲自己和他人創造健康、幸福的未來。

肺部疾病

患有支氣管炎、肺炎、流鼻涕、咳嗽、氣喘或花粉症等肺部或呼吸相關問題的人，很難全心享受生活，因爲他們總是在情緒的陰霾下呼吸。他們的情緒非常脆弱、敏感，以至於能在瞬間從高點降到低谷。他們的情緒會受到周圍一切事物的影響。與有心臟問題的人相反，有肺部問題的人可能過於沉浸在自己的情緒中，使得他們很難在社會和人際往來中舒適地社交而不被壓垮。

那麼，如何克服流鼻涕、咳嗽和喘不過氣的問題呢？首先，與所有急性問題一樣，請諮詢專業醫護人員來解決醫療問題。但也像我們之前說的一樣，請注意身體向你發送的關於健康狀況的微妙訊息。

患有呼吸問題，代表你必須審視你在與所愛和關心的人的日常互動中處理情緒的能力。對他人的情緒（包括憤怒、煩躁、悲傷等）過於敏感，容易罹患氣喘、感冒、流感或其他呼吸道疾病。

爲了完成肺部問題的身心改造，我們必須克服長期以來支配個人行爲的負面思維模式。露易絲對肺部問題的肯定句，廣義上來說，是爲了解決與恐懼相關的問題，讓人們能充分享受生活。

對抗**感冒**和**流感**，有個很好的肯定句是：我熱愛生命。活著是很安全的。

咳嗽代表了向世界大喊的願望，看看我！聽我說！對於**反覆咳嗽**，露易絲建議使用這個療癒肯定句：大家都以最正面的方式注意我、欣賞我。我是被愛的。

肺部問題——例如肺炎、肺氣腫和慢性阻塞性肺病——與生活不充實或感覺不值得活著的憂鬱、悲傷和恐懼有關，因此爲了抵抗這種情況，可以使用肯定句：我有能力接納完整的生命。我用愛活出最完整的生命。

肺部疾病在情緒強烈且不知如何處理的人當中十分常見。患有**肺氣腫**的人，不僅會害怕失去生命，而且寧願完全不呼吸。他們應該嘗試大聲說：全然而自由地活著是我與生俱來的權利。我熱愛生命。我愛我自己、珍惜自己。生命愛我。我很安全。

肺炎與感到絕望、厭倦生活以及無法療癒的情感創傷有關，要重新開始並療癒舊傷，請嘗試重複：我自由地接受來自神的想法，它們充滿生命的氣息與智慧。現在是嶄新的一刻。

氣喘問題是指呼吸困難、感到窒息或壓抑，如果你患有氣喘並經常感到窒息，請嘗試這個肯定句：現在，我爲自己的生命負責是很安全的。我決定讓自己自由。

如須了解露易絲建議的更多肯定句訊息，請參見第十一章的列表，查找與你相關的特定問題。

當你越來越習慣新的思維模式，並越來越了解如何運用肯定句，你的負面想法和行爲就會開始轉變。這非常關鍵，所以請盡可能地堅持下去。你花了很多年的時間才形成舊習慣，因此你還需要一些時間才能改變，但我們保證你可以做到！

有肺部問題的人需要學會控制自己的情緒、不被情緒壓垮，也別讓自己被別人的情緒過度影響。儘管可能違反直覺，但做到這一點的方法之一，是與你的情緒建立不同的關係——以一種新的方式適應情緒。靜心等練習可以教會你平靜心情、幫助你與自己的感受建立更穩定的關係，還可以重塑大腦，讓你學會控制自己的情緒，而不是對情緒做出極端反應。

另一種調節被劇烈情緒影響的做法是創造「暫停」。看看你過去的情緒爆發，並嘗試確定發生的原因。

是什麼觸發了你的情緒？在爆發點之前你感覺如何？轉折點又是什麼？如果能覺察觸發因素及自己身體對情緒的反應，就能學會了解並掌握當下的情緒，而不是任由它發生。剛開始當然沒辦法這麼自然地做到，但你總會成功的。一旦認知到身體出現不堪負荷的訊號，你就能以更具建設性的方式回應。你可以「暫停一下」——無論是離開情緒激動的環境，或只是精神上遠離，都能讓你的情緒變得不那麼激烈。當你讓正念和正向的思維模式成為日常生活的一部分時，你就會發現自己更少需要刻意擺脫情緒。

這些行動和肯定句，將幫助你走向情感更平衡的生活。想擁有健康的肺，就必須學習以更平靜、可控的方式表達感受。在保持情緒冷靜、克制和主控權的同時，仍能保持興奮和豐富的情感，這是可以做到的——這就是生命的派對。學會平衡自身情緒與生活中重要夥伴的需求，第四情緒中心的健康狀況就能獲得改善。

情緒起伏極大的瑪麗和她的呼吸問題

我的病患瑪麗，六十歲，將自己描述為「人類情感的龍捲風」。她的臉皮一向很薄，情緒會隨著感情狀況、銀行帳戶裡有多少錢，甚至天氣而變化。瑪麗說，自己可能前一分鐘還在笑，下一分鐘就哭了。她在感覺最好的時候充滿熱情，在最壞的情況下則情緒波動極大。瑪麗從不半途而廢，包括體驗對每一種情緒的深刻感受。她的情緒波動讓朋友筋疲力盡，他們永遠不知道她的行爲會帶來什麼後果——似乎總有新劇碼上演。

瑪麗開始接受治療，找出自己無法控制情緒的原因。一位治療師診斷出她患有第二型躁鬱症（躁鬱症之中不太狂躁的一種），另一位治療師則診斷出她患有邊緣型人格障礙。但診斷貼的標籤和治療方法，無法幫瑪麗維持穩定的人際關係或保住工作。

瑪麗從青春期就患有氣喘，當事情演變爲不得不用類固醇來治療時，她的情緒變得更糟了。十多歲時，儘管瑪麗知道抽菸對肺部有害，她還是開始這麼做了，因爲這似乎是唯一能幫助她撫平情緒的方法。在一次令人難過的分手後，她開始比平時抽更多的菸。一天晚上，她無法停止咳嗽，最後被送進急診室。治療她的醫師警告：她正處於肺氣腫或慢性阻塞性肺病初期。

瑪麗有兩個健康問題：情緒和肺部。她必須解決情緒問題，才能保持肺部健康。這就是我們開始著手之處。

瑪麗想知道自己情緒問題的名稱。是重度憂鬱症？第二型躁鬱症？還是邊緣型人格障礙？現代精神病學在緩解人類的情緒痛苦方面做了許多嘗試，但與其他醫學專業不同的是，它不以血液檢測、電腦斷層掃描、核磁共振或其他客觀檢測做出明確診斷。相反地，精神科醫師、心理學家、專業護理師或其他護理人員，會觀察患者的症狀和身體徵兆，並與《精神疾病診斷與統計手冊第五版》（*DSM-V*）中的情況對照。因此沒有實驗室數據可用來支持或反駁診斷。

也就是說，儘管瑪麗從三位不同的精神科專業人士那得到了三種不同診斷，眞正重要的，不是她究竟罹患什麼疾病，而是讓情緒問題得到適當的治療。

最終，瑪麗決定接受精神病學團隊的治療。該團隊支持先治療，不再深究診斷結果，而是專注於制定有明確目標的治療計畫。在諮商師的幫助下，瑪麗列出了自己的情緒症狀。這是她的發現：

- 她每天都情緒不穩定。
- 她的情緒會隨著周圍發生的事變化，無論是「髮型糟糕的一天」、塞車，還是脾氣暴躁／情緒不穩的老闆。

・她有暴飲暴食、睡過頭、疲勞、自卑、注意力不集中和絕望等問題（輕度憂鬱症）。

・她經歷過情緒暴衝，包括路怒症，以及幾次異常憤怒並毆打配偶。

・多數抗憂鬱藥物對她無效。

・她經歷過身邊有人突然離世，讓她也想結束自己的生命，但這種不好的感覺很快就過去了（短暫的自殺念頭）。

治療團隊很快讓她參加辯證行為治療的情緒技能培訓課程。辯證行為治療以藏傳佛教和正念為基礎，幫助瑪麗學習穩定情緒和調節日常活動的技巧，這樣她就不容易暴飲暴食和睡過頭了。她還學會了透過「危機鏈分析」來轉化憤怒，處理她短暫的自殺念頭。在過程中，她學會了將看似勢不可擋的危機分解為可以理解的部分，辨識出與每個部分相關的情緒，並一步步安撫自己。我們也引介她每週參加兩小時課程和一小時一對一輔導課程，這些都是非常有效的方法。

為了配合她的情緒技能訓練，精神科醫師開了少量的藥物幫助她穩定情緒。瑪麗服用了情緒穩定劑妥泰（Topamax）和抗憂鬱劑威克倦，以緩解疲勞和注意力不集中的問題。

接下來我們轉向瑪麗的肺部問題。

在氣喘中，氣管和支氣管區域由於多種原因而變得非常「煩躁」——過敏、藥物副作用、情緒、焦慮，當然還有菸草的煙霧。當瑪麗的喘息、呼吸急促和咳嗽開始影響她時，她（像其他人一樣）學會了使用經典的吸入劑療法，其中含有興奮劑沙丁胺醇（Albuterol），或稱泛得林（Ventolin）。吸一口可以緩解壓力，而當這種暫時的緩解沒能持續下去時，醫師加碼改用含有興奮劑和類固醇的吸入劑，以撲滅氣喘反應背後的過敏／自身免疫之火。瑪麗嘗試了多種增強型吸入劑——舒利迭（Advair）、可滅喘（Pulmicort）和氟替卡松（Flovent）——但有時這些也還不夠。

瑪麗床邊有個長效型吸入劑裝置，稱爲噴霧治療器，可以將藥物灌入呼吸道的深處。在特別困難的時刻，瑪麗則服用口服類固醇來撲滅體內的過敏之火，但她很快就了解到這些藥物有副作用，包括情緒低落、易怒、骨質疏鬆和體重增加。很快地，瑪麗開始服用白三烯素抑制劑，例如欣流，透過抑制免疫系統的另一部分來治療氣喘。雖然這些藥物都有副作用，但可以救她一命，當時的她別無選擇。

然而，當瑪麗開始在用藥之外使用正念和肯定句，終於能平息焦慮並戒菸，大大緩解了氣喘和肺部問題。

瑪麗繼續每月（然後是每年）找胸腔科醫師檢查。她還拜訪了中醫，嘗試針灸和草藥，使用多種複方草藥調節呼吸問題，包括清氣化痰丸、鱺魚哮喘丸、穿心蓮和支氣管護理療養草藥。

即使正式的辯證行爲治療已結束，瑪麗仍然繼續做正念練習。她還使用了各種肯定句來幫助自己完全療癒。

針對**一般肺部健康**：我以完美的平衡接納生命。

針對**肺部問題**：我有能力接納完整的生命。我用愛活出最完整的生命。

針對**肺氣腫**：全然而自由地活著是我與生俱來的權利。我熱愛生命。我愛我自己。

針對**呼吸系統疾病**：我很安全。我熱愛我的生命。

針對**慢性阻塞性肺病**：我有能力接納完整的生命。我用愛活出最完整的生命。

針對**呼吸問題**：全然而自由地活著是我與生俱來的權利。我值得愛。我現在決定全然地過活。

瑪麗改變了生活方式、解決了焦慮問題，並面對自己的負面信念，成功創造出不受呼吸系統疾病干擾的生活。

乳房問題

有囊腫、腫塊、疼痛（乳腺炎）甚至癌症等乳房問題的男女，在養育和照顧他人時往往承擔了過多責任。

他們更願意解決別人的問題和安慰別人的痛苦，而不是處理自己的問題。他們通常會隱藏自己的情緒，不惜一切代價維繫關係。就算在令人極度難以忍受的情況下，他們也永遠不會發牢騷、不會碎嘴、不會抱怨，似乎任何時刻都很快樂。

如果你天生就是照護者，很難不照顧有需要的人。我們並不是說你應該放棄做自己——一個充滿愛心、關心他人、積極參與的人——但你確實需要審視一下，爲什麼你會強迫自己照顧他人，卻很少擔心自己。你還可以檢視自己是如何養育與照顧自己所愛的人，並找出稍微不那麼強加於人的方式。有什麼方法可以讓生活更加平衡呢？

有嚴重的健康疑慮，例如乳房腫塊或疼痛，尤其是你的近親患有乳癌，請立即就醫。你還必須關注長期的乳房健康，這意味改變給身體帶來壓力的思維模式和行為。讓我們直接跳到露易絲的肯定句系統。

乳房與母性和關愛有關，但關愛必須是雙向的——有進有出。在這方面努力保持平衡，有個好的肯定句是：**我接受關愛，同時也付出，兩者保持完美的平衡。**具體來說，乳房問題與拒絕關愛自己有關，因為你總將其他人放在第一位。為了轉化這種不平衡，請嘗試重複肯定句：**我很重要。我很有價值。現在我用愛與喜悅照顧自己、關愛自己。我讓別人自由自在地做自己。我們都很安全、很自由。**

實現第四情緒中心平衡的關鍵，其中之一是將潛藏在內心的想法表達出來。你或許能輕鬆面對別人的情緒起伏，卻無法解決自己的負面情緒，例如恐懼、悲傷、失望、憂鬱、憤怒和絕望。該如何表達這些情緒呢？關鍵是慢慢來。現在你知道適時表達情緒（無論好的壞的）能拯救自己的生命，從此刻開始，你可以打破隱藏自己的牆了。最好的方法有兩部分：評估自己對生活中那些偶爾會展現不快樂的人的感受，並為自己找個「情緒助產士」。

對很多人來說，第一步就很難了。評估對他人的感覺，有助於更好地了解人際關係的現實面。「總是很開心」並不是人們喜歡你的原因，他們喜歡你是因爲「你就是你」。他們會接受你是有情緒的人類，就像朋友失望時你會想幫忙，他們也會想爲你做同樣的事。你能理解並忍受朋友在心煩意亂時情緒爆發，那當你憤怒或沮喪時，期望他們也對你同樣地包容，這眞的是錯的嗎？你的朋友不會因爲你偶爾的情緒不穩拋棄你的。事實上，敞開心扉，並表達自己全部的情感，將有助於關係變得更深厚、更穩固。

至於什麼是「情緒助產士」？意思是找到一個人——朋友或諮商師——在你學習表達負面情緒時成爲你的避風港。讓對方知道你正努力學習表達負面情緒，請他們幫忙追蹤你的情緒。先在安心的環境下學會表達悲傷、憤怒和失望，在更廣大的世界這樣做時你就能更自在。

請記住：**適時表達負面情緒，並不表示你正在養成負面態度**。向周遭人合理地抱怨，不會讓你變成愛發牢騷的老頑固。因此，請努力將健康的肯定句融入生活：**我願意敞開心表達所有的情感**。讓你的情緒發聲，並在第四情緒中心體驗更好的健康。

總想照顧每個人的妮娜和她的乳房纖維囊腫

妮娜三十三歲，是每個需要幫忙的人的母親。大家總是能期望她爲不請自來的客人備好豐盛的飯菜，或在朋友遇到困難時烘烤美味的甜點。她不只照顧最親近的人，也主動花時間幫助窮人，爲有需要的兒童和婦女提供諮詢，並教導新住民英文。即使面對嚴峻或令人沮喪的情況，妮娜也總是保持樂觀、積極。

早在社群媒體出現之前，妮娜就設法與各個人生階段的朋友保持聯繫。此外，妮娜已婚並育有四個孩子。大家都驚嘆於她如何能毫不費力地兼顧生活各個方面。後來，妮娜在例行體檢中發現乳房有腫塊，被診斷爲乳房纖維囊腫（一種良性乳房腫瘤）。

乳房纖維囊腫不是乳癌。這種情況是乳房的某些區域具有較緻密的結締組織，許多人甚至認爲這不算疾病。但即使知道這一點，妮娜還是很擔心，因爲她的母親便是死於乳癌，因此妮娜希望我們幫助她打造更健康的乳房。

我們做的第一件事，就是向她推薦我們好友兼同事克里斯蒂安・諾斯拉普的書《女性的身體，女性的智慧》（*Women's Bodies, Women's Wisdom*，暫譯），裡面有一整節的內容是關於如何打造健康乳房。然而，我們也想爲她提供獨特的方法。

我們討論的第一點就是她傾向於照顧周圍每個人。乳房的腫塊表示她的生活失去了平衡。身體的直覺力告訴她，是時候停止對所有人和每件事過度投入了。妮娜的生活方式經常導致腎上腺壓力和荷爾蒙失衡，造成雌激素占主導地位。這種荷爾蒙會促使細胞過度增生，包括癌細胞。

妮娜還需要以一種能盡可能減少雌激素產生的方式調整飲食，盡量減少攝入動物性脂肪，因爲這可能與身體產生更多雌激素有關。她轉向高纖維飲食，以幫助身體透過排便排出雌激素。她還吃了更多的花椰菜、球芽甘藍和深綠色葉菜，這些蔬菜能以芥蘭素改變身體代謝雌激素的方式。

她也需要減掉多餘的脂肪。因此除了以減少雌激素爲主的飲食規畫，我們還指導她每餐吃健康的蛋白質，如海鮮、雞肉和低脂乳製品。她制定了新的飲食模式，包括豐盛的早餐、午餐以及少量不含碳水化合物的晚餐，飲酒量也限制爲每天一杯。

爲了進一步減重，我們幫助她安排一些有氧運動，可以每週參加五到六次，每天三十分鐘。她決定有時在家附近的湖邊散步，有時使用健身房的橢圓機和固定式自行車。

我們也建議她服用抗氧化劑硒和輔酶 Q 10促進細胞健康，有助於預防乳癌。妮娜還需要積極治療憂鬱症，並學習如何表達負面情緒。她開始寫日記，並尋求治療師的幫助來緩解悲傷。她還請她最好的朋友充當情緒助產士。

爲了修正關愛自己和他人之間的不平衡，妮娜開始運用有助於**乳房健康**的肯定句：我接受關愛，同時也付出，兩者保持完美的平衡。

針對**乳房問題**：我很重要，我很有價值。現在我用愛與喜悅照顧自己、關愛自己。我讓別人自由自在地做自己。我們都很安全、很自由。

針對**憂鬱症**：現在我超越了他人的恐懼和限制。我創造自己的人生。

改變生活方式和想法後，妮娜成功減重九公斤，開始走上照顧自己和他人的道路，並學會表達自己所有的情緒，而不僅是快樂的感受。

讓「第四情緒中心」安好的關鍵

要打造更健康的心臟、乳房和肺部，男性和女性都不能僅依賴藥物、草藥或營養補充品。當然，重要的是必須在醫師監督下，透過醫療手段解決嚴重的健康問題。但為了第四情緒中心身體部位的長期健康，我們建議你將注意力轉向如何平衡自己的需求與他人的需求。

你在情緒上很堅強，一切安好。

第八章
第五情緒中心：自信地表達與溝通
口腔、頸部、甲狀腺

第五情緒中心的健康狀況顯示於一個人在生活中的溝通能力。經常面臨溝通方面的困難——無論是不聽別人的建議，還是無法有效表達自己——口腔、頸部和甲狀腺區域就可能存在健康問題。第五情緒中心健康的關鍵，正是在日常互動中找到平衡的溝通方式。

請記住，溝通是雙向的，包含了聽和說。有效的溝通關乎傾聽與被傾聽，我們必須有效表達自己的觀點，同時吸取他人的知識和意見，才能以相應的行爲應對進退。

身體哪個部位會受到溝通不良的影響，取決於造成問題的思維模式和行爲。有三種溝通問題會讓第五情緒中心生病。

- **口腔問題**：包括牙齒、下頷和牙齦狀況。這些問題通常出現在那些難以表達和處理個人挫折的人身上。
- **頸部問題**：經常出現在具有完美溝通技巧的人身上。因爲即使他們具備這樣的技能，在無法控制事情的結果時，他們往往會變得固執、沮喪。
- **甲狀腺問題**：患有甲狀腺問題的人往往具有非常敏銳的直覺，卻無法表達自己的所見所聞，因爲他們常常難以保持平靜或贏得人們的認可。

我們將在本章後面討論身體部位時，探討每種傾向的具體情況。請記住：如果你有甲狀腺、下頷、頸部、喉嚨和口腔問題，身體正在告訴你需要檢視一下自己的溝通技巧。

第五情緒中心的肯定句與科學證據

根據露易絲的肯定句理論，頸部、下頷、甲狀腺和口腔健康，取決於是否有自己的聲音。

具體而言，喉嚨問題與無法說話和創造力被扼殺的感覺有關，而扁桃腺周圍膿瘍（扁桃腺附近的喉嚨感染）則與以下這個強烈的信念有關：自認無法爲自己發聲或說出需求。喉嚨中「一團堵塞感」則與害怕表達自己有關。向下延伸到頸部，頸椎的問題與固執己見和封閉的思想有關，拒絕正視他人的觀點也會導致頸部僵硬和其他頸椎問題。

根據肯定句理論，當人們受到羞辱，且無法做自己想做的事時，往往會罹患甲狀腺疾病。無法堅持自己的意願，可能容易得到甲狀腺機能低下，感到「絕望窒息感」的人也會增加罹患這種疾病的風險。

談到第五情緒中心疾病（如頸部、甲狀腺和口腔問題）背後的身心連結時，醫學有什麼說法呢？

甲狀腺是人體最大的內分泌腺之一，對所有荷爾蒙都有強烈的反應，會極大受到溝通能力的影響。女性比男性更容易出現甲狀腺問題，尤其是在停經後。爲了找出原因，相關研究經常指出性別之間存在的生物學差異。甲狀腺問題通常在青春期左右首次出現，此時睪固酮、雌激素和黃體素會來到新的水平，而女性荷爾蒙又將於更年期前後處於最低點，因此科學家認爲甲狀腺機能與荷爾蒙的差異有關。

然而，荷爾蒙無法完全解釋甲狀腺疾病發病率的性別差異。

一般來說，男性的睪固酮濃度較高，這讓他們在生物學和社會學上可能傾向於更有自信，尤其是在說話時。過分自信或無法熟練地爲自己發聲，會增加罹患甲狀腺疾病的機率。

女性在進入更年期前，雌激素和黃體素濃度較高，但還有其他因素在發揮作用。這些荷爾蒙變化，以及常將情感與語言混合處理的大腦機制，使女性更傾向於自我反省。尚未經歷更年期的女性，傾向於在溝通中不那麼激進和衝動，這意味她們更可能不說出自己的眞實想法，以努力維持人際關係和家庭和諧。這種溝通方式通常可以緩解緊張局勢，但不一定能滿足女性的個人需求，並可能導致年輕時出現甲狀腺問題。

更年期後，女性的溝通方式及甲狀腺問題的發生率會產生極大變化。事實上，患有甲狀腺問題的族群裡，更年期女性的人數更高於男性或年輕女性。女性進入更年期後，雌激素、黃體素和睪固酮的比例會發生變化，前兩者下降，睪固酮則會上升。此時，女性變得更加衝動及缺乏反省能力，這種新的溝通方式，往往會讓人際關係和家庭產生新問題，甲狀腺疾病的發生率也會隨之上升。

由生物學的角度來看，更年期後，女性更容易透過更多的反應、行動和表達方式堅持自我。無論是沒能表達自己的需要，還是無法有效表達自己的渴望，溝通不良都可能導致甲狀腺問題。無法有效維護個人主張、感到絕望的窒息感或不斷發生爭吵，都會增加罹患甲狀腺問題的風險。

其他研究則將內向性格與無法爲自己發聲，與甲狀腺疾病連結起來。具體而言，曾經歷創傷，並經常在往後的人際關係中與權力抗爭的人，往往會出現甲狀腺方面的問題。過去的經歷使他們變得順從、過度服從、無法堅持自己的主張。他們對自己的生活沒有「發言權」，缺乏獨立和自給自足的動力。

接下來轉向喉嚨問題，我們再次看到溝通與健康之間的相關性。不知道該說什麼時，你可能會感覺喉嚨有異物感，這是由於頸部肌肉收縮引起。在極端狀況下，焦慮和恐懼會轉移到頸部的帶狀肌肉，夾緊人們的喉嚨，讓人產生一股堵塞的感覺。這種情況更常見於性格內向、焦慮或避免溝通的人。

口腔和下頷的健康，也與擁有健康的溝通能力和滿足個人需求有關。研究證明這種能力——以及找到處理生活壓力的方法——實際上可能會降低一個人患牙周病的風險。皮質醇和 β- 腦內啡可說是人體反應壓力的生化「指紋」，而患有牙齦疾病的人，這兩者在體內的濃度往往會被擾亂。

因此，努力改善溝通方式——無論是說話還是傾聽——將有助於維持第五情緒中心的健康。

口腔問題

口腔區域容易出現健康問題，例如蛀牙、牙齦出血、下頜疼痛，或顳顎關節症候群等相關問題的人，在溝通的許多方面都存在困難。

這些人之所以遇到問題，是因爲不談論和解決情緒上的挫折。他們會表達愉悅與自在的感受，卻不討論親密關係中的困擾，因爲這種揭露自我的談話會讓他們感覺尷尬或有損自尊。如果處於不舒服或不能激發熱情的環境中，他們可能會變得冷漠和安靜，並往往寧願與世隔絕。口腔問題都與無法有效表達個人需求和挫折有關。

患有口腔和下頜相關問題，尋求醫療或牙科專業人士的幫助很重要，但也必須注意導致這些問題的思維過程和行爲。你必須傾聽身體發出的直觀訊息，否則潛在疾病將復發。

口腔健康與交流、吸收新思想和營養有關。

生氣可能使溝通受阻，而且，人在生氣或怨恨時，往往無法接受他人的觀點或難以做出決定，因此**牙齒**可能會出問題。以下肯定句可以扭轉優柔寡斷的態度，並創造堅固、健康的牙齒：我根據事實的原則做決定，而且很放心，因為我知道生命中發生的一切都是正確的。

下頜問題或顳顎關節咬合，則與控制欲或拒絕表達情感有關，適用於療癒這些問題背後的憤怒、怨恨和疼痛的肯定句是：我願意改變我內在造成這種狀況的模式。我愛自己、肯定自己。我是安全的。

有**蛀牙問題**的人往往容易放棄，應該嘗試這樣的肯定句：我的決定充滿了愛和慈悲。我的新決定支持我並增強我的力量。我有新的想法並將其付諸行動。我對我的新決定感到安全。

因牙齒疾病或蛀牙而**必須進行根管治療**的人，會感到根深柢固的信念正被摧毀，感覺生活不值得信任，認為自己不能再咬任何東西了。他們的新思維模式應該是：我為自己、為自己的人生創造了穩固的基礎。我充滿喜悅地選擇那些支持我的信念。我相信自己。一切安好。

一旦身體和情緒都走上健康之路，請將行為改變融入未來的生活中。重要的是學會談論最在意的問題，不要把重要的討論放在一邊。

與諮詢師或其他情緒助產士合作是另一個方法，能為自己創造安全的空間表達情緒。雖然一開始可能會覺得尷尬，但讓自己輕鬆進入健康的溝通方式是有好處的。

搜尋文學作品，無論是實體書或電子書，能幫助你了解情緒語言的細節。準確地了解情緒術語的涵義，能幫助你更輕鬆地談論情緒並辨識自身情緒。

最後，重要的是你要克制住將自己與世界隔絕的想法。將與其他人建立眞正的連結作爲目標——這種連結感可以讓你表達全部的自己。學會掌握人際關係中的溝通技巧，將創造出更健康的口腔和下頷。

不適應喪偶生活的塞拉與她的口腔問題

塞拉來找我們時已經六十一歲了。她臉頰上貼著一袋冰塊，感到非常痛苦。顯然，當她帶著腫脹的下頷出現在教堂時，一些關心她健康的朋友堅持要她去看牙醫。塞拉承認她「幾個月」以來一直忽視一些疼痛。牙醫診斷出她患有骨髓炎，這是一種由於嚴重忽視牙齒疾病而引起的骨骼感染——她的八顆牙齒發生蛀牙，另外四顆牙齒受到感染。

塞拉告訴我們，她是少數眞正擁有美好童年和生活的人。她的父母和兄弟姊妹都充滿愛和支持，她的丈夫和孩子也是如此。她的生活就是她所能要求的一切——直到丈夫去世。她的兒孫都搬走了，生活很忙碌，很少打電話或寫信給她。塞拉不想「成爲負擔」，所以很少去看望他們，因爲「他們現在有自己的生活了」。她有生以來第一次感到失落、孤獨。參加教會在短時間內確實有幫助，但她也認爲一個人在家更舒服。

塞拉案例的線索，是她的孩子從不打電話或寫信。沒有丈夫和孩子，讓她的生活陷入了溝通停滯狀態。她對自己的喪偶身分感到不安，不知道如何適應沒有丈夫的生活，也不知該如何融入孩子的家庭生活。也因爲沒有人邁出第一步，塞拉感到被忽視和不受歡迎。她覺得先打電話給孩子，問他們是否可以來探望她，她的面子、驕傲和尊嚴都會受到傷害。因此，尊嚴、驕傲、悲傷，以及大量的怨恨、暴躁和失望，在她的嘴裡匯聚成感染。

爲了讓塞拉保持健康，並幫助掀開牙齒問題背後的神祕面紗，我們首先幫助她了解健康的口腔該是什麼樣子。人有三十二顆牙齒，每顆牙齒的七〇%都是骨頭。牙齒的牙本質核心具有神經感覺，表面覆蓋著人體最堅硬的物質——琺瑯質。

牙本質核心融入牙根，然後伸入頜骨。牙根區域是神經和血管將牙齒與身體連接起來的地方。

口腔的其餘部分包括牙齦、舌頭和唾液腺。細菌總是附著在牙齦上，但我們的免疫系統可以防止細菌過度滋生並演變成牙齦炎。

牙齦炎是我們決定爲塞拉解決的第一個問題。她對牙齒的嚴重忽視導致細菌滋生失控，產生牙菌斑，這種酸會腐蝕琺瑯質，導致牙齦發炎和萎縮。這讓她的牙根和下頜暴露在更多細菌之下。正是這種細菌的積累導致疼痛、蛀牙、膿腫和骨髓炎。

除了疏忽病症之外，我們還讓塞拉回顧了其他增加她罹患牙齒問題風險的習慣。她告訴我們，她整天都在吃零食和喝含糖飲料。她還有胃食道逆流，並在二十多歲時經歷過暴食症，這也導致牙齒接觸到胃酸。

基於這些情況，我們給塞拉明確的指示。首先，我們建議她與値得信任的牙醫約診，制定出修復口腔、下頜和牙齒的長期計畫。她面臨的一項重大決定爲是否需要植牙，或是拔牙並裝假牙。

塞拉更喜歡植牙的想法，因此開始與新牙醫合作。爲了以更健康的狀態植牙，塞拉必須先增強口腔的免疫系統，營養計畫從輔酶Q10、薰衣草油、金盞花、冬青葉十大功勞，和藥品級抗氧化劑開始。她還得到了紫錐花乳霜，塗抹在牙齦上有助於改善發炎、緩解痠痛並減少細菌。由於她的牙齒問題也導致了口臭，塞拉在飯菜中添加了巴西里作爲天然口氣清新劑，並開始使用自製的抗菌漱口水——以二．五杯開水浸泡一茶匙乾燥迷迭香、一茶匙乾薄荷和一茶匙茴香種子十五到二十分鐘，然後過濾而成。

我們還要求塞拉進行骨質密度檢測。骨質流失會導致下頜無法支撐牙齒，造成剩餘的牙齒鬆動，更容易受到細菌侵害。從檢測中我們發現塞拉患有骨質疏鬆症，她指出這可以解釋她在過去五年身高減少了五公分，並失去了一顆臼齒。

爲了強化骨骼並增強下頜骨，塞拉去找中醫嘗試了針灸和草藥。中醫師與內科醫師一起制定了骨骼強健計畫，爲她提供了多種補充劑，包括鈣、鎂、維生素D、DHA和優質的綜合維生素。

塞拉從未將暴食症與胃食道逆流和蛀牙連結在一起，但她確實知道吃零食是問題的一部分。儘管她確實嘗試健康地吃零食——她的皮包裡裝著有機葡萄乾和其他果乾——但這對牙齒健康沒有幫助。任何零食，只要常吃，都可能對牙齒有害。除了零食之外，爲了掩蓋口臭問題，她還因此對薄荷糖上癮。

塞拉還與營養師合作，以解決情緒和飲食問題。營養師告訴她，不要整天吃零食，而是有意識地每三個小時吃一次正餐，並在飯後用清水漱口。在認知行爲治療師的幫助下，她也學會辨識自己對喪偶後的生活變化的不滿。與治療師合作後，她不再擔心自己會因爲在家人關係中邁出第一步導致自尊心受傷。塞拉開始主動聯絡孩子和孫子，去探望他們，也邀請他們回家與她同住。她還開始敞開心胸與老朋友來往，甚至與新朋友去咖啡廳聚會或出遊。

最後，她努力改變可能導致口腔和牙齒問題的潛在想法。

針對**下頜問題**，塞拉使用了這個肯定句：我願意改變我內在造成這種狀況的模式。我愛自己、肯定自己。我是安全的。

針對**一般發炎**：我的思緒平和、冷靜且歸於中心。

針對**各類發炎**：我願意改變所有的批判模式。我愛自己、肯定自己。

針對**一般骨骼健康**：我身體的結構完美又勻稱。

針對**骨骼畸形**：我全然接納生命。我放鬆下來，信任生命之流及生命的過程。

針對**蛀牙**：我的決定充滿了愛和慈悲。我的新決定支持我並增強我的力量。

我有新的想法並將其付諸行動。我對我的新決定感到安全。

針對**骨髓炎**：我信任生命的過程，並與之和平共處。我是安全無虞的。

新飲食習慣、藥物、行為改變和肯定句，幫助塞拉克服了影響口腔的疼痛和發炎，也成功建立了健康、長久的關係。

頸部問題

頸部疼痛、關節炎和僵硬問題，常發生在擁有出色溝通技巧（包括聆聽和說話技能）的人身上。

因為試圖看到所有事情的正反兩面，當清楚溝通的能力沒能達到原本的期望時，他們往往會生病。當爭執無法透過談話解決，或生活出現無法掌控的問題時，他們常常會變得憤怒、固執、拒絕考慮他人的觀點。溝通中斷的挫敗感往往會造成頸部疾病。

如果你是數百萬遭受疼痛、僵硬、關節炎、扭傷、椎間盤突出和其他頸部問題困擾的人之一，你可能已嘗試過各種療法，包括手術、整骨、針灸、牽引治療、瑜伽或止痛藥。這些方法或許能提供暫時的緩解，卻無法解決根本問題。那麼，如何才能更適當、更平衡地溝通，並根治頸部疼痛問題呢？

除了藥物和改變行爲，你還必須覺察並改變引發健康問題的負面想法。在露易絲的肯定句理論中，健康的頸部和頸椎，代表靈活度和看到對話雙方的能力。但是，如果帶入不屈服的心態或固執己見，健康就會轉變成疾病——在這種情況下，就是脖子僵硬或疼痛。

一般而言，患有頸部問題的人往往不善於在溝通中聆聽，且十分固執、無法變通，經常因堅持自身觀點、抗拒新想法而無法看到或理解他人的觀點。要對抗與**一般頸部問題**相關的僵化和思想封閉，有個很好的肯定句：**我歡迎新想法和新概念，並爲消化和吸收它們做好準備。我對生活感到很平靜。**

儘管主題都是溝通，適用的肯定句會依據痛苦的來源和潛藏的情緒有所不同。例如，**頸椎椎間盤突出**與感覺得不到生命的支持，以及優柔寡斷，無法清楚表達自己的想法或需求有關，因此爲了療癒，請靜心想著：**生命支持我所有的想法，因此，我愛自己、肯定自己，一切安好。**

開始將肯定句融入日常生活中，應該能注意到自己的思維方式開始轉變。一旦頸部變得更健康，我們就必須做出一些根本性的改變，才能在前進時保持平衡。

學會接受自己在討論過程中的情緒限制，是改善頸部問題的關鍵之一。人確實擁有驚人的直覺力，得以傾聽、理解和提出邏輯論證。然而，我們也必須接受自己在推理和溝通的能力有其極限。遇到無法解決的矛盾時，不要頑固地堅持己見、添增自己的挫敗感，而是提醒自己，每個問題都有多種答案。認知到自己只是解決方案的一部分，在能控制的事和無法控制的事之間找到平衡，並知道何時該從衝突中抽身，就能讓第五情緒中心更健康。

對可能有頸部問題的人來說，練習的重點是靜心和正念。靜心能幫助你更了解自己的情緒，以正念的方式生活，能幫助你了解當下自己是如何被這些情緒影響的。一旦能覺察那些顯示你的溝通方式從外交官轉變為獨裁者的感覺和情緒，你就能更有意識地選擇仔細傾聽、更努力地保持開放心態，在經歷艱難衝突時，就能以新視角和平靜的感覺面對。重點是認知到，即使在某些觀點上有不同意見，人們仍能和諧、和平地相處，彼此相愛。這是多美好的概念啊。

我們的態度會為自己帶來很多問題。固執己見、不知變通及試圖違背他人的意願改變對方，都可能導致頸部問題。

固執己見的蕾琳與她的頸部問題

蕾琳，五十二歲，向來在家族中以解決分歧的能力聞名，且經常能讓各方都滿意。

每當新聞播放重大法律糾紛時，家人就會開玩笑說蕾琳可以贏，沒問題的。無論是家庭爭吵還是職場分歧，蕾琳都是名副其實的談判高手——能看到爭論雙方卡住的點。但她也有固執、任性，像隻緊咬骨頭的狗不放棄、也不聽勸的時候，這時她會變得咄咄逼人、憤怒，令人討厭。

蕾琳的一生以「熱情」引領著自己前進，在擔任護理師的同時獨力撫養兩個孩子。她相信正向思考的力量，並教導孩子和患者，只要下定決心，一切皆有可能。然而，蕾琳的孩子卻未能如願成長茁壯，兩人都在很小的時候就觸犯了法律，但蕾琳仍不怕辛苦地努力幫助他們。

隨著孩子們在成年後繼續陷入掙扎，蕾琳的脖子開始產生劇烈的刺痛，手指也開始有無力、麻木和刺痛感。

爲了幫助蕾琳恢復頸部健康，她需要知道健康的頸部是什麼樣子。我們的脊椎由一排骨頭（椎骨）組成，堆疊在一起，並由稱爲椎間盤的蓬鬆減震軟墊分隔開來。椎骨和椎間盤至關重要，這些構造能保護脊髓及其神經，神經是從大腦延伸到身體每個可活動的肢體。

突然出現的症狀讓蕾琳感到害怕，醫師也很擔心。當出現像蕾琳那樣迅速惡化的頸部問題時，神經科醫師經常會懷疑，可能是椎間盤或更嚴重的東西壓迫到神經或脊髓。儘管蕾琳想著「或許出去走走就不痛了」，我們還是建議她聽從神經科醫師的建議進行核磁共振，以更全面地了解狀況。

蕾琳的狀況有兩種可能性。一是輕微的椎間盤突出，在這種情況下，雖然有減震作用的椎間盤稍微變形，脊髓仍保有活動的空間。這種不太嚴重的損傷可用阿斯匹林或布洛芬等非處方止痛藥治療，也能透過針灸、氣功和亞馬納身體滾動技法來增強頸部上下的肌肉，以預防更嚴重的症狀發生。

另一種可能性是嚴重的椎間盤突出，而這正是蕾琳的問題。核磁共振檢查證實，蕾琳頸部C7位置的頸椎骨椎間盤突出。檢測結果還顯示，椎間盤正在壓迫脊髓，並將其推向椎骨。醫師擔心這種情況會演變爲神經損傷。

由於蕾琳的椎間盤不斷壓迫脊髓，且病況發展得十分迅速，醫療團隊認爲手術是最佳選擇。蕾琳選擇了信任的神經外科團隊，我們也確保她在手術前能見到並喜歡她的麻醉師。

爲了準備手術，我們建議蕾琳使用意象練習。觀想和意象練習已被證實有助於患者平靜和放鬆，並促進手術期間和術後的組織癒合。我們幫助蕾琳準確地想像，外科醫師在手術室裡會在她的脖子上做些什麼，這樣即使她處於麻醉狀態，也可以「幫助」自己動手術。躺上手術臺之前，蕾琳知道神經外科醫師將從她的脖子前面進入，「減壓」或移除她的一些椎骨，移除椎間盤，並用一個金屬椎間盤「籠子」替代，讓脖子更加穩固。

手術後，蕾琳很驚訝，因爲她完全沒有感覺到疼痛。但她想保持脖子健康，因此運動是康復過程中非常重要的一部分，但手術後幾個月她將無法鍛鍊身體。我們建議，到了她能去健身房時，放棄跑步，改用橢圓機。Cybex 弧形訓練器專門設計用於防止前傾姿勢傷害頸部。我們還建議她購買高品質、抗震性佳的鞋子，Nike、Asics 等品牌都有特別的產品可以選擇，或其他具有類似支撐性的鞋子，都有助於在她腳下形成緩衝，以支撐她的脊椎。

儘管蕾琳沒有人格障礙，但她還是買了瑪莎．林納涵寫的《治療邊緣型人格障礙技能訓練手冊》（*Skills Training Manual for Treating Borderline Personality Disorder*，暫譯）一書，並學習了辯證行爲治療中一種名爲「DEAR MAN」的溝通技巧練習。這種正念的自信練習，能引導人以正確的音量、詞彙和語調說話，以最大程度地發揮正面效果。透過這樣的過程，她學會了何時以及如何對孩子、患者或親人說話，以及何時放手。她還嘗試每天靜心，以便與自己的感受保持共鳴。透過這些技能，她就能辨識在激烈爭吵中感受到的挫敗感，或許能退後一步，不至於變得如此固執。最後，蕾琳也努力學習氣功來緩解壓力。

蕾琳還開始致力於**一般頸部健康**的肯定句：我對生命感到平靜。

針對**頸部問題**：我可以靈活輕鬆地看到問題的所有面向。做事和看待事物的方式有無數種。我很安全。

針對**退化性椎間盤**：我願意學會愛自己。我讓我的愛來支持我。我正在學著相信生命，並接受生命的豐富。信任對我而言是安全的。

針對**普遍的疼痛**：我滿懷愛地釋放了過去。他們自由了，我也自由了。現在我心裡一切安好。

針對**一般關節健康**：我很容易隨著變化而流動。我的生命受到神聖的引導，我總是朝著最好的方向前進。

與生活中的其他事情一樣，蕾琳保持正向的態度，並努力克服導致頸部問題的思維模式和行爲。她很快就恢復了健康，且對生活和溝通都有了更好的看法。

甲狀腺問題

罹患甲狀腺問題的人通常具有異常敏銳的洞察力和直覺力，能發現別人生活中需要什麼才能更好。

可惜的是，他們的解決方案往往不受歡迎，而且他們常不知如何以社會可接受的方式表達自己知道的事。他們經常嘗試間接地表達自己，暗示自己想要什麼，或非常猶豫——這些都是爲了避免衝突。然而，如果情況變得太糟，或產生的挫敗感太深，他們的情緒就會爆發。如此一來，便將引起人們的反感，以至於不想聽他們在說什麼。無論是上述何種情況，易患甲狀腺疾病的人的溝通方式都不夠有效。

甲狀腺問題——無論是甲狀腺機能亢進（如葛瑞夫茲氏症）還是甲狀腺機能

低下（如橋本氏症）——通常由兩個情緒中心控制。由於這種溝通模式在缺乏安全感的家人和朋友群體中經常出現，因此通常會同時影響第一和第五情緒中心。第一情緒中心會受影響，是因爲某些類型的甲狀腺問題與免疫力有關。因此，在治療甲狀腺時，關注免疫系統很有幫助。然而，在本章我們將專注在溝通方式對甲狀腺的影響。

與先前討論過的所有健康問題一樣，關鍵是要辨識出引發疾病的想法和行爲模式，並將其轉化爲正向的、可療癒的模式。

例如，甲狀腺問題一般與溝通有關，但也與羞辱感有關——感覺自己永遠無法做想做的事，或總是想知道什麼時候才能輪到自己。因此，如果無法平衡說與聽的量、難以輪流交談，或者在意見分歧時過於被動，患**甲狀腺疾病**的風險就會增加。可以透過使用這樣的肯定句來改變溝通方式：**我超越舊有的限制，允許自己隨心所欲且有創造力地展現自己**。

適用的肯定句，將取決於甲狀腺問題背後略微不同的思維模式和行爲。因此，患有**甲狀腺機能亢進**的人，可能會因被排除在談話之外而感到憤怒，爲了平息憤怒並提醒自己是談話群體的一部分，請重複：**我是生命的中心，我肯定自己和我**

看到的一切。

另一方面，**甲狀腺機能低下**與放棄和感到絕望的窒息感有關，如果你也是這樣，適用的療癒肯定句是：我以完全支持我的新規則來創造新的人生。

目標是尋求生活中的平衡，尤其是溝通方式上的平衡。某些時候，退居二線由別人帶領是有意義的；有時，保留自己的意見是明智的。然而，隨著時間的推移，這種缺乏自信可能會損害個人健康、人際關係和財務安全。你必須學會堅持自己的想法，並及時思考，即使只是在討論去哪吃晚餐。你需要學習什麼時候什麼也不說，什麼時候則要說出口，或者介於兩者之間。這很棘手。

顯然，採用新的方式溝通並不容易。如果你已沉默多年，最好在安全的地方從小處開始表達意見。例如，當你要可口可樂，服務生問你可不可以喝百事可樂，而你拒絕時——像這樣簡單的事，都是在嘗試告訴別人你真正想要什麼。有支持你的朋友也很好，當你做出決定時，請親密朋友讓你承擔責任。當你一開始說出不在乎選擇什麼時，要求朋友詢問你的真實意見是什麼。

當你嘗試發出自己的聲音時，周遭人需要支持你。少花時間想像旁人會如何反應，多花時間與人討論想法。但要小心，不要走向極端，人們對被欺負的反應可不會太好。請記住，與大多數事情一樣，談到溝通，關鍵是平衡。

壓抑自己觀點的拉爾夫與他的甲狀腺問題

三十八歲的拉爾夫正在岳父薩姆的栽培下接管家族企業。儘管薩姆原本計畫提前退休，但由於經濟衰退，他延緩了退休時間。

多年來，拉爾夫一直與薩姆並肩經營公司，但他並不是平等的合夥人。即使拉爾夫不同意薩姆的商業決策，他也沒有權力否決岳父——他甚至沒有嘗試過。

經過多年壓抑自己的觀點後，拉爾夫的健康開始受到影響。他疲憊不堪、心情沮喪、四肢麻木、體重增加，而且便祕。當我們見面時，拉爾夫已被診斷患有橋本氏症，這是甲狀腺機能低下最常見的病因。拉爾夫來找我們，是因為儘管他認眞服藥，卻仍無法完全好轉。

我們想讓拉爾夫徹底康復，所以做的第一件事，是告訴他有關甲狀腺的所有知識。甲狀腺產生的四碘甲狀腺素（T4）和三碘甲狀腺素（T3），能幫助調節基本代謝率，有助於所有肌肉的細胞功能，包括四肢、消化道和心臟內壁的肌肉，也有助於大腦、腎臟和生殖系統的功能。

因此，如果甲狀腺素較低（如橋本氏症），新陳代謝就會變慢，肌肉也會虛弱。疲勞、嗜睡、體重增加、發冷、頭髮乾燥、皮膚乾燥和女性月經不規律，通常是甲狀腺出問題的跡象。甲狀腺機能低下會導致肌肉無力，發生便祕、四肢僵硬與抽筋、動作緩慢、聲音低沉。

橋本氏症的甲狀腺機能低下是由自體免疫疾病引起的，所以我們讓拉爾夫做的第一件事就是去看內科醫師，確認他沒有任何未經診斷出的自體免疫疾病，需要與橋本氏症聯合治療。所謂的其他疾病，包括乾燥症、紅斑性狼瘡、類風濕性關節炎、結節病、硬皮病和第一型糖尿病。幸運的是，拉爾夫沒有患上這些疾病，可以專注處理甲狀腺問題。

接下來，醫師檢查了所有可能導致甲狀腺低下的原因，包括服用鋰鹽（lithium）、泰莫西芬（tamoxifen）、睪固酮替代品、干擾素－α（interferon alpha）、大劑量類固醇或雌激素等藥物。這也可能是由腦下垂體或下視丘功能障礙所引起。拉爾夫沒有服用這些藥物，也沒有相關功能障礙，因此醫師檢查了他治療甲狀腺問題的藥物，看看這是否能提供線索。結果確實如此。

拉爾夫只更換了T4甲狀腺素。有些人會對這個版本的補充劑產生反應；然而，有些人兩者都需要。T3比T4更有效，據說更容易被大腦運用。拉爾夫開始服用T4和T3補充劑。

由於T3調節大腦血清素功能需要時間，我們建議拉爾夫考慮詢問醫師，是否可以服用一些補充劑來幫助提高血清素，於是拉爾夫開始服用 5－羥基色胺酸。如果這還不足夠，他可以嘗試 SAMe。

接下來，拉爾夫首先需要解決引發橋本氏症的自體免疫問題。他的甲狀腺機能低下，是由於身體免疫系統產生針對甲狀腺的發炎抗體所引起。這可能由多種因素觸發，但最常見的因素是病毒或食物過敏。然而，拉爾夫告訴我們，他不會接受任何限制性飲食，因此他不想做過敏原檢測。

我們還讓拉爾夫去看中醫，嘗試針灸和草藥，以尋求更多的方式療癒他的免疫系統和甲狀腺異常。他開始服用海帶、何首烏、紅棗、半夏，這些都對便祕、體液滯留、疲勞和虛弱無力有幫助。

最後，我們把拉爾夫送到一位教練那裡，教他如何變得更有自信、更有技巧地爲自己發聲，尤其是在激烈的商業環境。拉爾夫還請求他最年長、最親愛的朋友的幫助，朋友把這個任務放在心上，還特地安排一些情境，讓拉爾夫必須表達自己的意見。

拉爾夫開始致力於**甲狀腺健康**的肯定句：我超越舊有的限制，允許自己隨心所欲且充滿創造力地展現自己。

針對**甲狀腺機能低下**：我以完全支持我的新規則來創造新的人生。

針對**憂鬱**：現在我超越了他人的恐懼和限制。我創造自己的人生。

我們還讓他針對因甲狀腺問題出現的一些症狀使用肯定句。

針對**疲勞**：我對生命充滿熱情與活力。

針對**麻木感**：我分享我的感覺、我的愛。我回應每個人心中的愛。

針對**體重過重**：我與自己的感覺和平共處。我現在的處境很安全。安全感是我自己創造出來的。我愛自己、肯定自己。

經過健康團隊的指導和訓練，拉爾夫學會了什麼時候該說出口，什麼時候又該按捺不說。他的健康和生活回到了正軌，甚至開始在工作中更常爲自己發聲，這也讓他的岳父相信，也許確實是時候退休了。

讓「第五情緒中心」安好的關鍵

你有能力利用醫學、直覺力和肯定句來創造健康的頸部、甲狀腺和口腔。如果你對於該如何堅定地表達自我有困難——要麼過於躁進，要麼過於被動——你可能已經在這些方面遭受健康問題。透過傾聽自己的身體、改變想法和行爲，你也能療癒身體、學會磨練溝通技巧，同時改變處理人際關係的方式。

弄清楚如何與家人、孩子、母親、父親和老闆交談，以便讓別人理解你。處理溝通問題的關鍵是找出問題的癥結點，這樣才能找出解決方法，並繼續保持第五情緒中心的健康。

世界正在傾聽，一切安好。

第九章

第六情緒中心：同時以邏輯和靈性理解世界

大腦、眼睛、耳朵

第六情緒中心是大腦、眼睛和耳朵的中心。

第六情緒中心的健康狀況，取決於你從包括塵世和神祕學等所有領域獲取資訊，並運用於生活中的能力。這取決於思維方式的靈活程度，以及從不同的角度學習的能力。爲了讓第六情緒中心保持健康，你需要能隨著潮流彎身、擺盪。某些情況下，你可以堅持己見，有時你則必須採取更具探索性的自由心態。這樣的平衡能讓你隨著時間成長、改變，專注於眼前發生的事，而不是堅持過去的舊方法，希望時間能爲你倒流。

與第六情緒中心相關的健康問題，涵蓋從大腦、眼睛和耳朵的疾病，到更廣泛的學習和發展問題。與其他情緒中心一樣，如果我們討論的是身體的某個部位，那麼疾病通常是由某些思想和行爲模式引起。然而，在更大的主題中，思想和行爲並不是主因，只是加劇某些傾向的因素，例如注意力不足過動症或閱讀障礙。在本章稍後我們會更具體地討論這個問題。

第六情緒中心健康狀況不佳的人，在如何看待世界，以及從這個世界學習方面有不平衡的狀況。有人與塵世的連結很深，卻對超出這個世界的更廣大事物一無所知；有人則完全投入神祕領域，卻沒能穩穩地踏在這個世上。找到方法平衡這兩個領域，以面對生活的起伏，便能爲第六情緒中心帶來健康。

第六情緒中心的肯定句與科學證據

根據露易絲的肯定句理論，第六情緒中心——大腦、眼睛和耳朵——的健康，與接受資訊的能力，及運用思考和推理擺脫困境的靈活度有關。

大腦就像一部電腦：接收訊息、處理訊息並執行功能。訊息從身體各個部分傳輸到大腦，又從大腦傳輸到身體。然而，大腦的運作可能會因恐懼、憤怒和僵化等情緒因素偏離軌道。例如，患有帕金森氏症的人可能是被恐懼支配，並受制於想控制每件事、每個人的強烈欲望。

眼睛和耳朵是我們了解世界的管道，這些領域的健康狀況，都與我們「不喜歡所接收的訊息」有關。例如，所有眼睛問題都與害怕或恐懼有關，並對自己所處的情況感到憤怒。有眼睛問題的孩子，可能會試圖避免看到家裡發生的事；患有白內障的長者，可能是由於擔心未來。

讓我們看看醫學對第六情緒中心疾病背後的身心連結有何說法。

大量研究指出，個性可能是某些人更易罹患梅尼爾氏症或其他耳部疾病的原因。A型人格會增加人們罹患這種疾病的風險。研究顯示，A型人格的人在與人討論時，往往只聽到二〇%的內容。儘管外表看起來很冷靜、頗能自控，但梅尼爾氏症患者，往往在與外界互動中存在終身的問題——容易感到焦慮、恐懼、憂鬱、失去控制。簡而言之，患有這種疾病的人，可能更無法面對變化和不確定性。

中醫數千年的歷史發現，眼瞼炎、麥粒腫、乾眼症和青光眼等眼部疾病，與情緒沮喪、憤怒和煩躁有關。有趣的是，現代科學研究也觀察到了眼部疾病的心理成因。研究顯示，有眼痛症狀的人表示，他們會主動「遮蔽」自己可能無法承受的痛苦。

帕金森氏症患者往往表現出終身憂鬱、恐懼、焦慮的模式，並傾向於控制自己的情緒和所處的環境。科學研究顯示，這些患者可能天生多巴胺濃度較低，讓他們形成了避免風險和迴避改變的性格。患有帕金森氏症的人往往堅忍、守法、勤奮，是值得信賴的公民且隸屬於許多組織，也可能是掌權者。

現在，你已經了解第六情緒中心疾病背後的科學知識，該如何開始療癒的下一步？

患有偏頭痛或其他類型的頭痛、失眠、癲癇、記憶問題、中風、多發性硬化症、阿茲海默症或帕金森氏症等大腦問題的人，會嘗試腳踏實地過日子。他們希望同時善用右腦的創造性和左腦的結構化能力。這些人通常希望在多重領域擁有技能，從幾何學到歷史，再到繪畫或音樂。長期以這種方式生活往往會造成危機，迫使他們從新的角度看待世界。罹患大腦疾病使他們無法再仰賴過往的學習途徑，必須轉向其他來源的智慧和信仰——來自更高力量的資訊。

如果有上述任何大腦問題，請先去看醫生，尋求有效的藥物和治療。然而，現代醫學和替代療法只能走到這一步。一旦急性症狀得到控制，就能採取下一步的療癒措施。保持長期健康的關鍵在於改變負面想法和行為，這些想法和行為會影響大腦運作並導致疾病，在某些情況下甚至會產生非常嚴重的疾病。

學習新的智慧並透過信仰的角度體驗世界，能減少大腦生病的機會，並減輕已有的症狀。大多數被診斷患有腦部疾病的人，都感到非常恐懼、焦慮。所以肯定句是如此重要，有助於重塑大腦、擺脫使疾病惡化的思維模式、打造新的思維方式，讓你對超出眼所能見的事物產生信心，實際將你的康復帶往更高層次。以新的思維方式重塑大腦，對過往的經歷產生信心，能幫助消除可能使疾病惡化的想法。

例如，在肯定句理論中，與**癲癇**相關的思維模式是拒絕人生、持續的抗爭和迫害感。你可以用這個肯定句向人生敞開心扉，看到生命的美好：我決定視生命爲永恆的、喜悅的。我也是永恆的、喜悅的、平安的。

失眠與恐懼和內疚，以及不信任生命的過程有關，如果你有失眠和焦慮的困擾，可以用這樣的肯定句來鎮靜神經，讓自己睡得更好：我帶著愛告別這一天，進入平靜的夢鄉，並且知道明天的事老天自有安排。

偏頭痛與抗拒生活有關，也與害怕被推動或驅使有關，學習放手並重複以下的肯定句來緩解偏頭痛：我放鬆自己進入生命之流，讓生命輕鬆自在地提供我所需的一切。生命是支持我的。

阿茲海默症和其他形式的失智症，與拒絕面對現實世界、陷入舊有的思維模式、害怕新想法，及感到無助和憤怒有關。如果這聽起來像是你的情況，請以這個肯定句打開心扉，接受新的生活方式：我永遠有更好的新方式可以體驗生命。

我寬恕並放下過去的一切。我進入喜悅之中。

如果你擔心**衰老**和**記憶力減退**，並且覺得自己墨守成規，請以下列肯定句來釋放這種評判性的心態：我喜愛並接納每個年紀的自己。生命中的每一刻都是完美的。

患有**帕金森氏症**的人會感到恐懼，並強烈渴望控制一切和每個人，請試著靜心，並說出以下肯定句來拋開控制欲：我放鬆自己，因爲我知道自己很安全。生命是支持我的，所以我信任生命的過程。

多發性硬化症與缺乏靈活度和鋼鐵般的意志有關，需要用以下肯定句來軟化僵硬的心靈：藉由選擇充滿愛與喜悅的想法，我創造了一個充滿愛與喜悅的世界。我很安全、很自由。

以上是最常見的大腦疾病。關於露易絲推薦的其他大腦疾病肯定句，請參見第十一章的列表，查找與你相關的特定問題。

爲了獲得療癒第六情緒中心大腦問題所需的健康心態，你必須努力將其他形式的智慧和靈性帶入生活。在此說的「靈性」並不等於宗教，我們談論的是與比你更偉大的事物產生連結。這些問題無法藉由學習或邏輯解決，卻能透過靜心和祈禱獲得療癒。重要的是了解，確實有種無法定義的力量在與所有事物連結——包括你在內。

想更全面地療癒自己，必須努力與神連結。如何做到這一點，取決於每個人的偏好。可能是每天早上留點時間靜心，或空出時間在大自然中散步——不評判、不思考、不計較，單純體驗存在的美麗。

如果你能平衡神性和塵世的智慧，就能保持第六情緒中心的健康。

缺乏神性連結的凡妮莎與她的多發性硬化症

凡妮莎是二十七歲的網頁設計自由工作者。她擁有驚人的記憶力，且對藝術到化學等各領域都有廣泛興趣。儘管高中畢業後無法進入一般大學，她還是想接受教育，於是選擇在社區大學上夜校。凡妮莎以聰明的頭腦和靈活的反應聞名，是聚會和晚宴裡受歡迎的客人，很容易結交朋友。

儘管凡妮莎沒有接受正規的高等教育，但她自由工作者的職涯卻蒸蒸日上，在賺取金錢的同時，也擁有創造性的挑戰。然而，創業幾年後，她的手臂和手部開始感到刺痛、麻木。她不僅疲憊不堪，且頭痛欲裂。她認爲這是長時間坐在電腦前造成的頸部損傷，於是花了數百美元添購符合人體工學的辦公設備，但似乎沒什麼幫助。有天，凡妮莎醒來時視力模糊，且發現自己站不穩。她與醫師約診，隨後被轉介給神經科醫師。令她難以置信的是，醫師說凡妮莎可能患有多發性硬化症，他說這是「一種漸進式的神經系統疾病，大腦和脊髓的神經纖維通路受損」。雖然醫生想爲凡妮莎進行更多檢測以確認，但她太害怕了，所以不敢回診。

當凡妮莎來找我們時，我們做的第一件事，就是幫助她了解，被診斷爲多發性硬化症不是世界末日。正確的治療能讓許多人得到緩解，仍能過上幸福、舒適的生活。但套一句菲爾博士❷的話：「如果你不能說出它的名字，你就無法治好它。」因此，我們鼓勵凡妮莎去找信任的神經科醫師，以找出她的中樞神經系統、大腦和脊髓究竟發生了什麼事。一個月內，她看了醫師並安排核磁共振，以檢查大腦或脊髓是否受損，並進行腰椎穿刺，以檢測腦脊髓液中是否含有相關發炎蛋

❷菲爾．麥格羅博士是美國著名的心理健康專家，也是著名脫口秀節目《菲爾博士》的主持人。《菲爾博士》從二〇〇二年開始播出至二〇二三年，節目形式為邀請各式來賓，並由菲爾博士給予對方心理健康方面的建議。

白（即腦脊髓液寡系列帶，Oligoclonal Bands），和進行視覺誘發電位（VEP）檢測，以測量腦波活動。凡妮莎的核磁共振成像和腰椎穿刺檢測顯示，她確實患有多發性硬化症，血液檢查則確認症狀不是由萊姆病、中風或愛滋病等其他疾病引起。

凡妮莎組建了一支多元的醫療團隊，來研究多發性硬化症的下一步治療措施。爲了制定凡妮莎的大腦健康計畫，我們首先幫助她創建有關健康大腦和神經系統的圖像。

我們的中樞神經系統，即大腦和脊髓，看起來就像一根棍子上的柳橙。與柳橙相似的是，大腦有一層堅韌、顏色較深的外層細胞，圍繞著內部顏色較淺的神經纖維區域。

多發性硬化症是種自體免疫疾病，白血球會產生攻擊這個淺色內部區域的抗體。在多發性硬化症中，大腦內部及沿著脊髓延伸的神經纖維，會被白色斑塊的疤痕覆蓋，導致神經訊號無法在大腦和身體間正常傳遞。

有了這些知識，凡妮莎就能透過觀想，想像自己的神經纖維變得健康且沒有疤痕。我們幫助她找到了引導式觀想的音檔，包括專爲多發性硬化症患者準備的CD。這張CD《靜心幫助你療癒多發性硬化症》（*A Meditation to Help You with Multiple Sclerosis*，暫譯）是由蓓兒羅絲・納柏絲蒂（Belleruth Naparstek）製作，她是引導式觀想的先驅之一，證明了這種療癒方法確實有效。

接著，凡妮莎回到神經科醫師那，醫師向她說明了可用於治療多發性硬化症的藥物。對於這種疾病，醫師出於三個原因使用藥物：治療症狀、防止復發，以及改變長期病程。

凡妮莎的症狀是手腳麻木、刺痛和不穩定（醫學上稱爲痙攣和共濟失調）。她還感到疲勞、視力模糊和劇烈頭痛。凡妮莎的醫師爲肢體症狀提供了倍鬆（baclofen）、單挫林（dantrolene）和物理治療，並爲緩解疲勞提供了金剛胺（amantadine）和其他中樞神經興奮劑。對於她突發的症狀——間歇性頭痛和視力模糊——醫師建議她使用類固醇治療，也建議她使用干擾素-β（beta-interferon）、可舒鬆注射液（glatiramer acetate）或其他藥物來減輕長期影響。據說這些藥物可以降低三〇%至六〇%以上的復發率，但也可能產生嚴重副作用。經過深思熟慮，由於症狀較輕，凡妮莎選擇了短期類固醇治療。目前她想避免使用其他藥物，但她會持續與神經科醫師保持聯繫以監測症狀。

接下來，凡妮莎去找了整合醫學的醫師和營養師，他們可以針對症狀，也可以從預防的角度治療疾病。營養師努力幫助凡妮莎平衡失控的免疫系統，因爲她的免疫系統正在「攻擊」她的大腦和脊髓。她也開始服用DHA、鈣、鎂、銅、硒，以及藥品級維生素B群，其中包括維生素B_1、B_6和B_{12}。凡妮莎不喝含咖啡因的飲料，以及任何含阿斯巴甜或味精的飲料或食物，因爲這些成分會影響多發性硬化症。凡妮莎還懷疑麩質不耐是否會使症狀惡化，因此開始從飲食中剔除小麥。

她的下一站是去看中醫，嘗試針灸和草藥。中醫以某些穴位和草藥來減輕她的四肢痙攣、頭痛和疲勞問題，並建議她使用乳香和銀杏，前者可以減少對大腦的自體免疫攻擊，後者也已證實能減少多發性硬化症患者大腦的發炎反應。她還服用了七葉樹，這是另一種可以抗發炎、消水腫及減少腫脹的草藥。中醫甚至建議她暫時進行長壽飲食，試圖「重置」她異常的免疫系統。

凡妮莎團隊的最後一位成員是藏族草藥師，他幫助她找到了適合個人需求的草藥組合。這些組合已經證實可以增強肌肉力量，服用的患者甚至在一些神經系統測試中顯現出有所改善。

除了這些身體健康計畫之外，凡妮莎還開始努力改變可能使病情惡化的思維模式。

她開始用肯定句來處理**多發性硬化症**：藉由選擇充滿愛與喜悅的想法，我創造了一個充滿愛與喜悅的世界。我很安全、很自由。還處理了多發性硬化症引起的相關症狀。

針對**麻木**：我分享我的感覺、我的愛。我回應每個人心中的愛。

針對**疲勞**：我對生命充滿熱情與活力。

針對**頭痛**：我愛自己、肯定自己。我以充滿愛的眼光看待自己和我的所作所爲。我是安全的。

針對**一般眼睛健康**：我帶著愛與喜悅看待一切。

針對**眼睛問題**：我現在創造出我樂見的生活。

當然，我們向她強調了與神性建立連結的重要性。起初她有些猶豫，但還是決定嘗試一下。她開始每天早上安排半小時，在附近的樹林裡坐下來靜心。

透過這些爲了療癒所做的大量努力，凡妮莎得以遏制多發性硬化症，並繼續過上健康、富足的生活。她仍是成功的自由工作者、仍是各種聚會的焦點，但現在還有更多的東西——對宇宙的信仰。

學習和發展問題

雖然許多人將學習和發展問題歸爲大腦疾病，我們卻以不同的方式看待。人類來到這個世界時，大腦有特定的思維模式。有人的強項是運用掌管空間與情感的右腦，有人則善於利用處理邏輯和結構性的左腦。我們發現，有學習和發展問題的人，是由於他們的生活、學習、工作環境導致學習出現障礙。在學業和工作中屢屢失敗，讓他們發展出不健康的心態，認爲自己是愚蠢、懶惰、失敗的。他們遇到的許多問題，都是由於多用一邊的頭腦思考——要麼是右腦，要麼是左腦。這些心態各有利弊。例如，右腦發達的人通常能綜觀全局，能從全新的、令人興奮的角度看待事物，但很難處理這個高度結構化社會的細節問題；左腦較發達的人，通常在數學和科學方面表現出色，卻難以處理生活中的情感問題。這不是大腦一側相對於另一側表現較爲突出的問題，而是智力極度不平衡，無法發揮另一側大腦的特質。

部分療法和在某些情況下用藥，有助於改善學習和發展問題。爲了全面了解第六情緒中心的健康狀況，有必要研究可能加劇問題的行爲和潛在思維模式。

在研究發展和學習障礙時，我們可以看到閱讀障礙、注意力不足過動症、亞斯伯格症等極端情況。閱讀障礙是一種語言學習障礙，這類患者通常右腦比左腦更發達，而無法專注於語言的細節。

亞斯伯格症是一種普遍性的發展障礙，患者通常左腦發達，往往注重細節、有強迫症傾向，且具有出色的數學能力。

每個人的大腦運作方式都略有不同，各有獨特的優缺點，然而，患有注意力不足症、注意力不足過動症、亞斯伯格症和閱讀障礙的人，大腦在發育過程中，那些不同被擴大了。這就是爲何露易絲的肯定句理論沒有將這些問題視爲眞正的障礙——因爲在多數情況下，我們內心都有這些問題的部分面向。

關鍵是教大腦盡可能以最平衡、最有效的方式運作。要做到這一點，方法之一是覺察並改變阻礙自己發展平衡智力的負面思維模式。

爲了處理**注意力不足過動症**背後的思維模式，露易絲建議使用這樣的肯定句：**生命愛我。我愛自己本來的樣子。我可以自由地創造適合我的喜悅生活。我的世界一切安好。**

她也建議使用其他肯定句來解決該疾病的一些常見特徵。例如，注意力不足過動症相關的**過動**問題，通常伴隨的思維模式包括感到壓力和狂亂。因此，如果你傾向於過度活躍或注意力不集中，你可能需要平靜的肯定句，以便擺脫焦慮和擔憂。有個很好的肯定句是：我很安全。所有的壓力都消失了。我已經夠好了。

口吃是種與閱讀障礙相關的行爲，可能是由於不安全感和缺乏自我表達所引起。如果你有口吃，請放慢速度，並用以下肯定句提醒自己，你有力量和信心表達你的需求：我能自由地爲自己發聲。表達自我是很安全的。我只用愛來與人溝通、交流。

亞斯伯格症通常與憂鬱症有關，因此，如果你患有此病，你可以這樣肯定自己：現在我超越了他人的恐懼和限制。我創造自己的人生。

將肯定句融入生活後，你將發現過去壓垮你的想法和行爲開始產生變化，你開始不那麼焦慮、緊張，而是更平靜、專注。有時仍會回到舊有的模式，但這很自然，因爲至今你的大半生都是如此，所以不要期望立即得到療癒。肯定自己所做的改變，並注意哪些地方還須改進就好。

擁有極端大腦結構的人，需要自由地追求眞正感興趣的議題。意外的變化、規則、任務和要求，可能會讓你感到沮喪，但學習障礙並不一定意味你會一直掙扎或活得不快樂。有注意力問題或其他學習和發展障礙的人，如果遵循這種身心改造，將驚訝地發現自己過去因分散注意力和失序浪費了多少精力。

培養新習慣來緊守你對自己的約定，就能找出時間建立驚人的創造力。在維持大局觀的同時也關注細節是可能做到的，這與改變自己的思維和行為方式有關。努力在培養創造力和腳踏實地之間取得平衡。你是有能力、堅強的人，請以肯定句不斷提醒自己：**我是我大腦的主宰者。我愛我本來的樣子，我已經夠好了。一切安好。**

除了肯定句之外，還有許多行為改變方法，有助於為有發展和學習問題的人平衡大腦。想展開情緒層面的療癒，請努力移向大腦的另一側。

例如，注重細節、熱愛結構的左腦人，需要盡一切努力，將更自由流動的情感和創造力融入生活。這可能非常可怕，所以不要一個人去做。請信任的人幫忙，計畫一天或一個小時，到時就讓自己按照他們的建議行事。你不會知道發生什麼事，但你將踏上旅程，因為這是在乎你的人為你安排的行程。這種「讓事情自然發生」的自在感，有助於你建立安全感，儘管你可能感覺不到。同樣重要的是請求專業治療師的協助，試著請認知行為治療師或辯證行為治療師，幫助你辨識和處理導致焦慮和恐懼的思維模式。

如果你是個自由、有創造力的右腦人，你會想做相反的事。

你需要慢慢地把結構、條理帶入生活。不要立即全身心地投入，這會讓人不知所措，毀掉先前的努力。有種易於使用的策略稱爲「兩步技巧」：發現自己無法集中注意力做出決定或解決問題時，只須一次走兩步就好。面對某個狀況，請拿出筆和紙，寫下兩件你知道爲眞的事，再提出兩個相關證據，然後再寫兩件……重複這個過程，最終你會發現自己找到了問題的核心。即使你的大腦感覺混亂，這種技巧也能幫助你集中注意力。

你還可以找能讓你輕鬆建立架構的人幫忙。教育類教練可以向你介紹讓生活更有條理的基本原則，幫助你找到適合的工具——無論是行程規畫本、索引卡，還是其他能把事情安排得井井有條的方法。如果你很大膽，也可以嘗試找份兼職或實習，讓你既能發揮創造力也能關注細節。

天生是藝術家的塔拉和她的左腦發展障礙

塔拉現年三十多歲，家裡教育她的方式就像在管理軍隊——她的父親曾是海軍陸戰隊員，堅持紀律、條理和專注的重要。有些孩子對這種養育方式反應良好，但塔拉不然。更糟的是，她就讀的學校位於軍事基地，有著同樣嚴格的教學理念，採用的是死背硬記等傳統教學方法。塔拉很失落。她無法集中注意力，也無法按時完成作業。由於擔心她的學習成績，父母帶她去看精神科，精神科醫師診斷出她患有注意力不足過動症，並給她開了利他能（Ritalin）。

塔拉的注意力因此提高，但利他能無法解決關鍵問題——她就是無法適應傳統教育方法。成年後，塔拉決定到紐約就讀設計學校，希望能在時尚界工作，以發揮自己的創造力。但她立刻就在學業方面遇到問題。儘管擁有設計天分，但由於缺乏組織能力進行專案，經常在參加必要的考試和完成專案時遇到阻礙。隨即她發現自己被留校察看，雖然連導師也稱讚她的作品，認爲她才華橫溢、富有創造力。小時候，注意力不集中曾讓她在學校表現失常，現在又再度發生同樣的狀況。

塔拉首先嘗試以針對**注意力不足過動症**的肯定句來改寫自己的想法：**生命愛我。我愛自己本來的樣子。我可以自由地創造適合我的喜悅生活。我的世界一切**

安好。

她來找我們時，我們也建議她使用應對**焦慮**的肯定句：我愛自己、肯定自己，並信任生命的過程。我很安全。

還有**過動問題**：我很安全。所有的壓力都消失了。我已經夠好了。

儘管她已經去看醫生，並再次考慮利他能，但她想了解所有能幫助個人學習的方法。所以我們第一件事就是告訴她，有能力集中注意力的人的大腦通常是如何運作。我們是這樣告訴她的：右腦主要關注形狀、顏色、情感和整體；左腦更傾向於細節、文字和邏輯。作爲人類，我們有四種運用注意力的方式：

- **集中注意力**：可以忽略干擾，安排最重要、次要和最後要注意的事。
- **分散注意力**：這使我們能將注意力分散到環境裡的一系列事物。
- **持續注意力**：這種狀態與警覺性和心理韌性有關。
- **情緒和直覺注意力**：這種注意力能引導我們關注自己或身邊人遭遇痛苦、戀愛或其他情緒激動的情況。

大腦結構會讓人更易於進入其中一種注意力模式，但這也會隨著年齡改變。在三到四歲時，情緒和直覺注意力主導著我們的生活，所以我們會專注於自己想要的東西，無論是一顆糖果還是小睡一會兒。隨著年齡增長，注意力網路中的其他成員也會加入，我們開始發展各種不同的注意力。例如，多數人進入高中時，已經學會將注意力同時分散在「老師講課的內容」和「暗戀對象在做什麼事」上；專注在寫作業時，也更擅長排除音樂的干擾。

我說「多數人」，是因爲並不是每個人都具備這些能力，但這並不意味他們無法學習和運用這些所有人都具備的注意力模式。每個人各有優缺點，可以透過指導、藥物和營養來改善。

塔拉做了一次完整的神經心理學評估，以確定她的注意力、學習和記憶的大腦風格。正如人們對藝術家的預期，塔拉的注意力大多放在3D立體形狀和其他右腦元素，但涉及左腦關注的細節時就很容易分心。這也完美解釋了爲何她在收到文字或口頭指示時，往往不知道該怎麼做，因爲她左腦的語言發展缺陷被診斷爲閱讀障礙！

當神經心理學專家爲她解釋她大腦的運作方式時，她欣喜若狂！她終於知道自己爲什麼這麼難按時完成閱讀作業。她並不笨，事實上，她右腦的「視覺空間」智商高得離譜，這顯示她天生就是藝術家。只需要調整學習方式，她就能完成所需的閱讀，並在課堂上注意細節以完成作業。

對自己的新發現，讓塔拉展開信心尋找指導教授。她找到一位教授，眾所周知，他患有閱讀障礙和注意力不足症，卻以某種方式通過了訓練的迷宮。在教授的幫助下，塔拉學會了各種替代性技巧，包括：一、使用以顏色編碼的日曆幫助自己按計畫行事；二、使用聲音響亮的計時器，在陷入細節時，以計時器提醒自己需要繼續完成主要任務；三、繪製任務圖表和流程圖的工具，以更妥善地安排任務的優先順序和時程。

塔拉也在醫師的指導下制定了一個模式：在壓力最大時服用興奮劑 Metadate（一種類似利他能的藥物）；在壓力沒那麼大時，服用強度較弱的興奮劑威克倦。她甚至和醫師合作，度過了幾個月沒服藥的假期。不過，我們確實建議她每天補充乙醯左旋肉鹼、DHA和銀杏，以幫助自己集中注意力。

在飲食方面，我們告訴塔拉，將咖啡因攝取量保持在最低限度，因爲這也是種興奮劑，可能會使注意力問題複雜化。最後，我們告訴她在飲酒或吸食大麻後仔細評估自己的精神狀態。最終，塔拉決定遠離這些物質，因爲這讓她頭腦混亂。

運用這些策略，塔拉順利從設計學校畢業，成爲了設計師，甚至開始將作品賣給數家大型百貨公司。

眼睛和耳朵

患有眼睛和耳朵問題的人，常常難以在邏輯和靈修默觀、祈禱、神祕主義之間取得平衡。專注在靈性領域或完全沉浸在物質世界，都不是好事。大部分時間都處於靈性層面，就無法腳踏實地體驗世間的萬事萬物，例如流行文化、政治，或多數人關心的任何主流話題。這可能會讓你變得孤僻，與朋友、戀人或同事疏離。

眼睛和耳朵疾病是由某些思維模式和行爲引起，這些思維模式和行爲，阻礙了你看到和聽到正向你展示或講述的內容的能力。所以改變這些想法和行爲很重要。

露易絲提出了一些肯定句，有助於解決通常與眼睛和耳朵問題相關的恐懼和焦慮。

例如，發生**眼睛問題**一般是因爲不喜歡生活中看到的事物，爲了解決這個問題，可以使用肯定句：我帶著愛與喜悅看待一切。

近視與對未來的恐懼和不相信未來有關，如果你總是擔心未來的事，請提醒自己要活在當下，使用這個肯定句：我信任生命的過程。我很安全。

相反地，**遠視**是對當下的恐懼，如果你看不清眼前的事物，請睜開眼睛，對自己說：我知道此時此地的我很安全。

白內障等眼部疾病，即眼睛水晶體混濁，意味不相信生活，認爲未來是黑暗和慘澹的，請嘗試新的思維模式：生命是永恆的，並且充滿喜悅。我期待每一刻的到來。

青光眼是種視神經疾病，由於長期強烈的傷害，導致對生活的感知產生扭曲，請釋放過去的傷害，開始療癒自己：我帶著愛與溫柔看待一切。

這些是常見的眼睛疾病，你也可以參見第十一章的表格，來查找其他針對特定眼睛部位的疾病。

耳朵代表我們的聽覺能力，因此耳朵功能的喪失或破壞，意味無法聽到外界的聲音，或無法完全向外界敞開心扉。

一般性的耳朵問題與缺乏信任有關，療癒的肯定句是：我現在學著信任自己的「高我」。我帶著愛聆聽內在的聲音。我放下所有與愛的聲音相左的思想。

耳聾與孤立、固執，以及不想聽到的事有關，因此請敞開心扉接受新的想法，並肯定自己：我聆聽神的旨意，並為了我可以聽見的一切備感欣喜。我與萬物是一體的。

耳痛是關於不想聽，加上憤怒和父母爭吵等混亂的記憶，請以這樣的肯定句來釋放你心中的憤怒和混亂：我的周圍一片和諧。我帶著愛聆聽愉快又美好的事物。我是愛的中心。

平衡問題和頭暈（眩暈）等中耳問題，是由飄忽或分散的思維引發，如果你經常感到心煩意亂或困惑，請以這個肯定句集中想法：我心神集中，覺得很平靜。活著很安全，感受喜悅也是。

耳鳴常見於梅尼爾氏症等疾患，與固執己見和拒絕傾聽內心的聲音有關，請提醒自己你內心自有所有的答案，並自我肯定：我信任自己的「高我」。我帶著愛聆聽內在的聲音。我放下所有與愛的聲音相左的思想。

你正在行爲上做出改變，以使自己在世上的生活方式和靈性生活之間取得平衡，這需要有意識的努力。享受你周圍的世界——食物、自然、人。要堅強，你可以的。不是要你完全放棄神祕領域，而是做些讓你有能力與周遭人建立連結的事。看些電視、挑本暢銷小說、聽廣播或Podcast，讓自己更熟悉現今世上正在發生的事。聊聊棒球賽，紐約大都會隊最近表現得怎樣！

你還必須避免離群索居。帶著對世界的新知，試著與人交談，在茶水間裡花一、兩分鐘，聊聊你對最新一集實境節目的看法。眞的，嘗試看些每個人都在談論的節目。重點不在節目，而是能加入隔天的對話和社交活動。你甚至可以透過在商店與收銀員閒聊，來快速啓動互動技巧——天氣總是很好的話題，然後，紐約大都會隊表現得怎麼樣！

最後，嘗試做些與身體感覺有關的活動。享受按摩、去健身房或跳舞，任何身體活動都會將你與身體連結，穩穩扎根在地面上，最終與神性連結。

不關注真實世界的汪達與她的眼睛問題

四十四歲的汪達是我們見過最敏感，也最有靈性的人之一。當她來到我們這裡時，已經有十多年的幻視現象。

汪達在很小的時候就必須戴眼鏡。在她十幾歲時，一直與體重問題、焦慮和易怒抗爭，所以她把自己封閉在書本裡，變得越來越孤獨。她高中畢業後成爲會計人員——對於想逃避生活的人來說，這是個完美工作。但在多年從事同樣的工作、添加一列又一列的數字之後，她開始看不清楚，並發現自己犯了以前從未犯過的工作失誤，而且晚上開車下班時，眼前開始出現明顯的光線扭曲。她以爲自己需要戴眼鏡，於是預約了眼科醫師，卻很快被診斷出患有白內障。

我們幫助汪達找回健康視力的第一步，是幫助她了解健康的眼睛是什麼樣子。眼球是個球體，後方有稱爲視網膜的感光神經，前方有水晶體，水晶體前端有一層非常敏感的細緻層，稱爲角膜。在正常的眼睛中，水晶體是漂亮且清晰的，而白內障患者的水晶體會變混濁，有時甚至會阻礙視力。這就是汪達的情況。

有許多原因會增加罹患白內障的風險，包括眼部外傷、眼睛自體免疫疾病（如葡萄膜炎）、糖尿病、放射治療和服用類固醇。爲了減輕目前的健康問題，更不用說還得預防另一隻眼的白內障，我們需要弄清楚汪達是否有其他可能的影響因素。我們注意到，她超重了快二十三公斤，但由於多年來一直逃避就診，她不確定自己是否有糖尿病。

在我們的敦促下，她前往內科就診，檢查血糖，並被診斷出患有第二型糖尿病。爲了解決這個健康問題，醫師讓她遵循碳水化合物限制飲食來減重。我們還幫她找到一種每天可以做三十分鐘的有氧運動，汪達接受了運動計畫，因此改善了血糖、心臟和視力問題。

汪達認爲手術可能無法解決視力問題，但醫師向她保證，九十五%的患者在手術後能看得清楚。有了這些醫療資訊，汪達選擇接受白內障手術。但她沒有就此止步，她想知道如何預防另一眼也罹患白內障。我們建議她繼續減重，也送她去看中醫，嘗試針灸和草藥，還去諮詢了營養師，他們會盡力消除她體內增加罹患白內障風險的發炎問題。

中醫建議使用含有黃連草、柴胡和黃芩等的複方草藥。營養師則提供汪達專門針對眼睛健康的營養補充品，包含維生素E、維生素A、維生素C、維生素B_2、DHA、鋅、硒、銅、薑黃、葡萄籽萃取物、葉黃素和穀胱甘肽。汪達還服用抗氧化劑，包括α-硫辛酸、輔酶Q10、乙醯左旋肉鹼和槲皮素。除了營養補充品，營養師也提到牛奶可能使白內障惡化，所以汪達開始避免乳製品。

她還開始改變可能導致患病的行爲和想法。爲了變得不那麼與世隔絕，她決定每個月去看兩部電影，體驗流行文化。這是她可以自己去做的事，這樣她就能參與其他人的談論了。她還開始盡可能地閒聊。

而爲了幫助改變可能影響視力的潛在想法，汪達運用了肯定句——針對**促進眼睛健康**：我帶著愛與喜悅看待一切。

針對**眼睛問題**：我現在創造出我樂見的生活。

針對**白內障**：生命是永恆的，並且充滿喜悅。我期待每一刻的到來。

針對**焦慮**：我愛自己、肯定自己，並信任生命的過程。我很安全。

這些改變幫助她與周圍世界、而不是遠在雲上的世界建立更緊密的連結。汪達改善了視力問題，體重減輕了十一公斤，血糖恢復正常，另一隻眼睛也沒有患上白內障。

讓「第六情緒中心」安好的關鍵

當人們出現大腦、視力或聽力問題時，必須再次找回平衡。第六情緒中心的健康在於能從周圍世界和神聖領域接收資訊。這些不同的觀點將幫助你順利度過一生——爲你提供全面的知識基礎，以便你應對各種情況。

每個人的大腦和觀察及解決問題的能力都是獨一無二的，不要否認自己的特殊才能，而是嘗試以更廣泛、多面向的方法來獲取知識。學會信任和擁有信仰，擁抱靜心、祈禱或安靜的時間，但也要掌握塵世的邏輯、結構和創造力。

爲了以更正念的方式生活，請嘗試露易絲的第六情緒中心肯定句：**當我在創造力、智力和靈性，以及紀律和靈活性之間取得平衡時，我總會成功。**

你的心和思想是開放的，一切安好。

第十章

第七情緒中心：
人生目標的追尋

慢性病、退化性疾病、危及生命的疾病

第七情緒中心與其他情緒中心略有不同，涉及的問題通常始於其他情緒中心，但發展到極端。

例如，乳房健康與第四情緒中心有關，但危及生命的乳癌則與第四和第七情緒中心有關。同樣的模式也適用於任何慢性或危及生命的疾病——從體重問題到免疫系統健康的一切疾病。要讓第七情緒中心保持健康，就須克服長年的無助感和絕望感。這關乎找到人生目標和靈性連結。如果你自認無能爲力，或失去了與比自己更偉大的事物的連結——無論是神還是其他更強大的力量——你可能會發現，自己正在經歷第七情緒中心的問題。

立即危及生命或緩慢退化的疾病，可能是身體想讓你知道，你需要重新評估人生目標，將自己從滿懷怨懟和憤恨中解放出來，並獲得更高的力量。爲了健康地生活，你必須意識到，自己的生命其實受到神聖的恩典和個人選擇的指引。

與慢性病、退化性疾病及癌症相關的負面想法和行爲，包括恐懼、擔憂、絕望和認爲自己不夠好。辨識可能導致你生病或使症狀惡化的想法和行爲，並不是要責備自己，你沒有造成自己的疾病。每種疾病都部分歸因於飲食、環境和遺傳等因素，但情況也可能因自身情緒變得更糟或更好。

因此，我們的目標是透過將露易絲的肯定句和行爲改變融入日常生活，把你的思想和行爲轉變成有療癒作用的。這能幫助你被世俗束縛的心智與更高的力量保持一致，如此一來，身心便得以安康。

第七情緒中心的肯定句與科學證據

談到第七情緒中心，露易絲的肯定句理論探討了慢性病與危及生命的疾病背後的情緒，例如癌症、肌萎縮性脊髓側索硬化症（俗稱「漸凍症」）或其他退化性疾病。對於露易絲來說，這些疾病是停滯的跡象——無論是在工作、婚姻還是人生中。與癌症和慢性或退化性疾病相關的第七情緒中心思維模式，通常與「否認成功」與「不願相信自己夠好或値得」的信念有關。

關於第七情緒中心危及生命健康問題的身心連結，醫學有什麼說法？

患有慢性健康問題或危及生命疾病的人，往往已建立了明確且行之有年的情緒模式。例如，研究顯示患有退化性疾病的人，常會因失去生命中賦予他們重要意義的人事物而感到憂鬱、絕望和焦慮。雖然這些情緒通常會增加罹患慢性病的風險，但研究顯示，這些情緒與多發性硬化症直接相關。因生離死別或外遇而失去一段關係、經歷孩子的死亡，甚至得知自己無法生育——這些因素都已證實會誘發多發性硬化症。

親人去世或其他重大損失，往往會讓人重新評估自己的人生目標。然而，另一項研究顯示，被診斷出罹患多發性硬化症後，若無法爲生活重建目標和尋找新的意義（透過建立新關係尋求愛的支持，或是找到愛好或人生使命），預後情況會更差。

研究還顯示，面對壓力以及在逆境中尋找意義和目標的方式，會影響疾病的發展，甚至是漸凍症等神經退化性疾病的緩解程度。

伊芙琳．麥唐納對漸凍症進行的一項具里程碑意義的研究顯示，那些有強烈人生目標、相信自己能改變生活、心理健康程度較高的人，在確診後平均可以多活四年；相較之下，其他沒有這種正向心態的病患只能多活一年。這項發表在《神經病學檔案》（*Archives of Neurology*）上的研究，對醫學界產生重大影響，改變了漸凍症的診斷和分類方式。在這項研究之前，人們普遍認爲被診斷爲漸凍症的預後情況很糟，但顯然，面對致命的退化性疾病，你仍然有機會療癒身體與改變人生。

患有慢性病或危及生命的疾病（如多發性硬化症、漸凍症和癌症）的人，通常有嚴重憂鬱症，或長期對某些未釋懷或未解決的創傷感到焦慮、憤怒，無論是冗長又充滿爭吵的離婚過程、子女的死亡或其他災難。

我們發現，無論是焦慮、悲傷或沮喪，若能有效處理這些情緒，即使是在癌症治療過程，都能對結果產生重大影響。

一項針對攝護腺癌手術前後的研究發現，僅針對症狀治療的控制組，與同時使用引導式觀想和其他有助於減輕患者壓力的技巧的對照組之間，存在顯著差異。後者的免疫系統數據更好，手術恢復的速度更快。這也顯示，找到方法覺察和妥善處理壓力，藉由肯定句、引導式觀想或其他方式改變負面思維模式，並善用所有可行的醫療方式，就可能治癒身體，活得有目標、有熱情。

慢性與退化性疾病

容易得到纖維肌痛症、萊姆病或漸凍症等慢性或退化性疾病的人，往往試圖掌控自己的命運。

他們經常列出人生清單——成功的事業、擁有很多錢、苗條身材，或擁有完美的家庭生活——來引領自己的所有行動。然而，他們很可能沒考慮到某種神聖干預的可能性。可惜的是，如果你在人生中只考慮自己的計畫——不容許有偏差——宇宙很容易向你丟出變化球。爲了克服意外事件帶來的被動無助感，重要的是在俗世目標和神祕力量的干預間找到健康的平衡。

如果你是數百萬患有嚴重退化性疾病且被認爲無法治癒的人之一，你可能已經嘗試過從傳統醫學到替代療法的所有方法。但是，無論你投入多少金錢和資源，病情似乎仍在惡化？這表示你或許需要嘗試新策略。根據經驗，醫學對你有幫助，但仍不是完整答案。結合醫學、肯定句和直覺力來引導行爲改變，你將更有可能看到健康和生活發生變化。沒有什麼比健康危機更能幫助你盤點自己的過去、現在和未來，並重新評估優先事項。

露易絲認爲，個人與靈性之間失衡的核心，是從根本上拒絕改變舊有的思維模式，無法擺脫過去的傷害、怨恨、模式和信念，以及不相信自己。

一般而言，**慢性病**是由於對未來的恐懼而拒絕改變，爲了培養不畏恐懼而改變的能力，可以使用這樣的肯定句：**我願意改變和成長。我創造出平安的、全新的未來。**

觀察一些退化性疾病，我們會看到類似的恐懼模式。患有**漸凍症**的人往往能力極強，內心深處卻認為自己是冒牌貨，總是生活在恐懼之中。這種恐懼源自於「如果人們知道……」的想法，他們打從心底認為自己不夠好，因此越接近成功，就對自己越嚴厲。如果你也這樣想，請提醒自己你是強大的、有才華的，並肯定地說：**我知道我是有價值的。成功是很安全的。生命深愛著我。**

愛滋病與類似的無助、絕望和孤獨的思維模式有關，為了對抗這些感覺，你可以使用這樣的肯定句：**我是宇宙計畫的一部分。我很重要，而且生命深愛著我。我是有力量、有能力的。我喜愛並欣賞自己的一切。**

如果你被告知得了**不治之症**，請透過靜心來為自己帶來希望：**每天都有奇蹟發生。我進入自己的內在化解造成這個不治之症的模式，而且現在就接受來自神的療癒。就是這樣！**

改變思維模式對於第七情緒中心的健康至關重要。

當你開始走向更健康的想法和行為時，同樣重要的是審視自己與神祕世界的關係，並了解**你的人生目標不是只由你自己決定和實現的**。如果你對此抱持開放心態，這種改變生命的態度，能幫助你衡量人生眞正的目的爲何。尋求指導而不只用自己的邏輯行事，接受有更高的力量正支持你的努力，並嘗試了解其中潛藏的智慧。

相信有比你更偉大的事物，能幫助你消除面對混亂時的恐懼和絕望。

我們向那些試圖與神建立連結的人推薦的一種工具是「生命資助提案」。如同研究人員或非營利組織爲了募款而寫的企畫案，但這是你發送給宇宙、神，或任何你相信的更高力量的訊息。請概述你還想活多久，以及你打算如何善用這些歲月。

拿出一張紙，在最上方寫下姓名和日期，接著寫下「生命資助提案」，後面用括號寫上時間區段，例如「二〇二四年到二〇五九年」，從**現在寫到你覺得活夠了的時間點**，然後以五年爲一個階段。因此，在上面的例子裡，第一階段爲二〇二四年到二〇二八年、第二階段爲二〇二九年到二〇三三年，依此類推。

在每個階段下方，寫下你認爲在那段時間由神引導的人生目標會是什麼，然後逐項列出完成計畫所需的事物。不要寫你已經參與的事項，如果你已經在教會擔任志工及不時享受大自然，就不要再寫這些內容。這是針對未來的提案，而非整體規畫。透過這項練習，你正在準備全新的目標，而不是更新舊目標。另外，避免模糊的目標，例如「世界和平」或「愛我的孫子」。你很可能已經很愛你的孫子了，而世界和平則不夠具體，過於簡略的敘述會削弱這份提案的說服力，降低成功的可能性。比較好的人生目標聽起來像這樣：

我以前每週工作七天，每天工作十二小時。在我新生活的第一階段，我打算將工作時間減少到每週六天、每天八小時。剩下的時間我會和孫子一起參與充滿愛和悠閒的活動，包括但不限於每年至少露營一次、指導他們的足球隊、教他們釣魚和刺繡。

這樣知道了嗎？要詳細，但也不要太詳盡，才能留給更高的力量發揮的空間。撰寫生命資助提案的過程，確實是一項讓人重新評估人生的深刻練習，它能讓你以謙遜的態度和專注的精神爲神聖的目標付諸行動。

疾病的發展在許多方面都超出我們的控制，但也有很多我們能掌握的部分。

盡量別讓焦慮淹沒你，以及與朋友和家人保持聯繫以建立支持圈。學習傾聽自己的直覺力和本能反應，它們都是神聖力量的引導徵兆，將引領你實現眞正的目標。相信自己，也請相信其他力量確實存在。

必須重新檢視人生的伊薇特和她的漸凍症

伊薇特第一次來我們這裡時已經六十二歲，身體狀況非常好。她家的每個人都是運動員。伊薇特欣賞體育運動的儀式和架構，並在十幾歲時就成爲充滿熱情的長跑運動員。

成年後，伊薇特一直堅持跑步，懷孕期間也是如此，在我們見面時，她也持續這項活動。她的膝蓋和背部偶爾會受傷，但積極的態度和相信自己會更好的信念，每每能幫助她度過這些艱難的時刻。整體來說，伊薇特很滿足。她有大房子、英俊的丈夫、很多錢，還有健康。

然後事情開始分崩離析。

一天晚上，伊薇特被自己身體奇怪的顫抖驚醒，顫抖持續了好幾天。她先是去找常看的家醫，然後是神經科醫師，再來是另一位神經科醫師。雖然沒有明確的答案，但醫師認爲這可能是漸凍症。

伊薇特崩潰了。

我們做的第一件事，就是向她解釋，在將她的想法「固著」在診斷的標籤之前，她需要記住醫師說的話：她「可能」患有漸凍症，但「沒有明確答案」。我們向伊薇特強調，這是好消息，她的症狀處在「灰色區域」——「確診前」階段。這聽來可能不太讓人感到安慰，因爲人們常常想爲他們所遭受的痛苦找到明確的病名。但從我們的角度來看，這是關鍵，如果沒有明確的診斷，就更容易逆轉症狀並得到緩解，漸凍症就是這類疾病的完美例子。

漸凍症會導致大腦和脊髓中控制運動的神經細胞退化，出現手臂和腿部無力，並在後期出現說話和呑嚥困難。這種疾病曾被普遍認爲十分致命，但現今已不再是如此。研究顯示，如果漸凍症患者致力於追求自己的人生目標，症狀就會減輕，壽命也會更長。

儘管她拒絕神經科醫師之前的建議，但我們建議她回去進行更深入的診斷測試，以確定是否有其他疾病導致了顫抖問題。檢查結果一切正常，頸部、甲狀腺和副甲狀腺都沒問題，沒有其他疾病，電腦斷層和核磁共振結果都很正常。因此，伊薇特只需要專心找出緩解漸凍症的方法。

伊薇特去看一位整合神經科醫師，醫師會長期追蹤她的症狀，但也建議她服用營養補充劑，以阻止神經系統退化，並透過一種稱爲「神經可塑性」的過程幫助神經恢復。醫師建議的第一種治療方法是高壓氧治療。這種方法已被證明對多發性硬化症這種神經退化性疾病有一定效果，因此也開始被用來治療漸凍症。此外，醫師還推薦一系列的強效抗氧化劑療法，包括穀胱甘肽、藥品級綜合維生素及DHA。

伊薇特最後的物理治療結合了太極拳和氣功，這些方法在華人地區已經流傳好幾世紀，用以對抗隨年齡增長而常見的複雜神經系統疾病。

伊薇特還開始透過肯定句來處理**漸凍症**：我知道我是有價值的，成功是很安全的。生命深愛著我。

針對**大腦健康**：我帶著愛操作自己的心智。

針對**抽搐**和**抽筋**：生命的一切都肯定我。一切安好，我很安全。

受到所有療法和肯定句的鼓舞，伊薇特開始認眞審視自己的生活，以及她想實現的目標。在可能罹患漸凍症這樣的危機面前，伊薇特不得不開始傾聽自己的直覺，充滿熱情和目標地生活。在醫師爲她進行年度檢查時，顯示她的病情並沒有惡化。她在面對壓力時手臂仍會不時顫抖，但除此之外，情況並沒有變得更糟。

危及生命的疾病

有哪些因素會加速疾病的發展並威脅生命？罹患危及生命疾病的人，往往很長一段時間對生活感到無助——在患病前就是如此。他們認爲生命中的所有事件都被命運決定，他們無力讓自己的生活變更好。於是他們不停等待、等待、等待，希望事情能以某種形式好起來，但往往事與願違。

危及生命的疾病治療方法各不相同，且因個別情況而異。然而，我們可以發現類似的行爲和思維模式可能導致這類疾病。在與醫療團隊合作，找出適合你情況的治療方法後，將直覺思維和肯定句納入計畫非常重要。

危及生命的疾病通常與其他情緒中心的健康問題有關，因此患者必須同時改變與兩個情緒中心相關的思維模式。

例如，乳癌患者往往有照顧和關愛他人的傾向，也有深層的創傷和長期的怨恨。爲了擺脫這些想法，你可以使用針對**乳房問題**的肯定句：我很重要。我很有價值。現在我用愛與喜悅照顧自己、關愛自己。我讓別人自由自在地做自己。我們都很安全、很自由。和針對**癌症**的肯定句：我懷著愛寬恕並放下過去的一切。我決定讓自己的世界充滿喜悅。我愛自己、肯定自己。

這只是一個例子，請參考第十一章的表格，找出不同癌症所在器官與該部位相關思維之間的關聯。

要解決可能導致疾病迅速惡化的行爲模式，你必須健康地掌控自己的人生。你需要認知到，雖然有種神聖的存在會支持你的生命，但祂並不負責一切，你也有個人力量，你們將共同創造你的世界。

有了這樣的認知，你就能使用本書其他章節的建議來解決健康問題。白血病患者請善用第四章的血液相關資訊，幫助自己在家人和友誼關係中建立安全感。乳癌患者可以參考第七章，學習如何關心自己，就像你關心別人一樣。如果你的體重已經危及生命，請認知到自己的力量並查看第六章，找回第三情緒中心的平衡。

要解決第七情緒中心的健康問題，最重要的一步是找到神聖力量和自身內在力量間的平衡。採取行動，釋放自己。

全方位調整人生的安潔莉娜與她的乳癌考驗

五十歲的安潔莉娜，承受了一個人所能承受的各種考驗——無論是經濟上、身體上，還是情緒上——但她仍屹立不搖。

她的生活大多由不良的健康狀況組成，一場又一場災難接踵而至。她患有氣喘。小時候，闌尾破裂讓她嚴重血液感染，必須住院治療。二十多歲時，因一場車禍而導致慢性頭痛和背痛。甲狀腺問題讓她在三十多歲時體重增加。四十歲出頭被診斷罹患乳癌，她選擇腫瘤切除手術，然後進行放射治療，與左側乳房的乳癌抗爭，最後由她取得了勝利。終於，安潔莉娜的身體此生第一次變得健康，但在情緒方面卻是一團糟——她總是緊張地等著下次不知又會發生什麼災難。因此，當她持續咳嗽，且醫師在她右側乳房的 X 光檢測中發現陰影時，她確信自己的乳癌復發了。

我們見到安潔莉娜時，她的病史讀起來就像這本書的目錄一樣齊全。她的每個情緒中心都有重大問題：血液感染（第一情緒中心）、慢性背痛（第二情緒中心）、體重增加（第三情緒中心）、氣喘（第四情緒中心）、甲狀腺機能低下（第五情緒中心）、慢性頭痛（第六情緒中心）和癌症（第七情緒中心）。以前，她總是精力充沛、態度積極、永不動搖，現在她卻疲憊不堪，第一次感到絕望。

當我們開始爲安潔莉娜制定健康計畫時，她不知所措，因此我們將計畫分爲兩部分：短期與長期。

先從短期目標開始，這是爲了給生活帶來愛與喜悅。我們建議她每天花至少一小時專注在每個情緒中心，至少共七小時。爲了有效安排時間，安潔莉娜買了一本行事曆，並在手機上設置提醒，幫助自己遵循新的日程表。

我們的目標是讓安潔莉娜的生活充滿愛與喜悅，這些情緒會提高體內嗎啡類物質和自然殺手細胞的活性，減少導致健康問題的發炎介質。根據新計畫，安潔莉娜的一天會是這樣的：

- **第一情緒中心（血液）**：與朋友或家人一起喝咖啡（也許無咖啡因）。看看家人和朋友在過去美好時光的舊照片。

- **第二情緒中心（下背痛）**：約會，即使只是和朋友約出門。盛裝打扮，在城裡度過美好的夜晚。買份小禮物送給自己愛的人。看著孩子在遊樂場玩耍。
- **第三情緒中心（超重）**：允許自己在下午三點之前，吃一份一百卡路里的點心。找朋友幫你整理衣櫃，然後去化妝品專櫃改造一下。在健身自行車或跑步機上，邊聽愉快的音樂邊做有氧運動。像精靈一樣跳舞。
- **第四情緒中心（氣喘）**：看部有趣的電影或電視喜劇，目標是大笑。去美術用品店買水彩、蠟筆、彩色鉛筆和紙，或是著色書，然後開始上色。
- **第五情緒中心（甲狀腺機能低下）**：開車兜風。打開收音機，放聲高歌。與動物玩耍，即使那是朋友的寵物。
- **第六情緒中心（頭痛）**：憶起生命中愛其他人的種種行爲，並心存感激。反思自己與上週相比有何進步。學習一門新語言。參加舞蹈課。
- **第七情緒中心（癌症可能復發）**：每天醒來，你的第一個想法是「我很高興還活著」。嘗試新事物，無論是收聽新的 Podcast 節目、吃你從未嘗過的食物、觀看新的電視節目，還是造訪不同的網站。走出去，看看天空，嘗試與更高的力量連結。

在一天的其他時間裡，則致力於長期健康目標：

・**第一情緒中心（血液）**：去看中醫，以當歸、蛤蚧、枸杞、白芍等補血。服用藥品級綜合維生素，包括葉酸、泛酸、銅、鐵、鋅、DHA、維生素A、維生素E、維生素B_1、維生素B_2、維生素B_6和維生素B_{12}。

・**第二情緒中心（下背痛）**：服用內科醫師開立的SAMe和威克倦緩解背痛，並服用多種維生素以治療貧血。此外，爲了緩解腰部關節炎疼痛，可以服用葡萄籽萃取物和硫酸鹽葡萄糖胺。還可以透過亞馬納身體滾動技法，改善脊椎和關節的靈活度和疼痛問題。

・**第三情緒中心（超重）**：透過豐盛的早餐、午餐，以及少量的晚餐減重。除晚餐外，每餐都必須有合理的分量：三分之一碳水化合物、三分之一蛋白質和三分之一蔬菜。晚餐則只吃一小份蛋白質和一些深綠色蔬菜。上午十點和下午三點，能隨意吃半份蛋白質能量棒和一瓶水。下午三點後不吃碳水化合物。試試長壽飲食，可能有助於加強免疫系統並預防癌症。

- **第四情緒中心（氣喘）**：使用從胸腔科醫師那裡得到的使肺泰吸入劑。拜訪中醫，嘗試針灸和草藥，服用鱷魚哮喘丸、穿心蓮和清氣化痰丸，以進一步減少呼吸急促問題。還可以服用營養補充品輔酶 Q 10來強化免疫系統。
- **第五情緒中心（甲狀腺機能低下）**：拜訪全人醫療醫師，了解是否停用僅含T4的甲狀腺素，轉用另一種包含T4和T3的甲狀腺素。
- **第六情緒中心（頭痛）**：回診神經科，決定是否要服用偏頭痛藥物，如英明格（Imigran）或妥泰。如果不需要，則拜訪中醫嘗試針灸和草藥，每週進行治療並服用天麻丸。
- **第七情緒中心（癌症可能復發）**：徵詢第二和第三醫療意見，以驗證第一次乳房 X 光檢查的結果。

在這些指導下，安潔莉娜開始了新療法。由於非常害怕乳癌復發造成生命危險，她選擇先徵詢第二和第三醫療意見。幸運的是，在進行切片檢查後，不同醫師都認爲這是「第二個癌症」，意味安潔莉娜的右乳房出現了新的癌症，而不是先前的乳癌復發。

她再次接受了腫瘤切除手術和放射治療，但與首次罹癌不同的是，這次的癌症已經擴散到一個淋巴結。儘管醫師很擔心，但安潔莉娜選擇不做化療後，腫瘤科醫師仍同意繼續與她合作。由於只是一個淋巴結，他認爲自己可能幫得上忙——即使不用典型的治療方法。但癌症擴散對安潔莉娜產生了一些影響：她意識到自己必須做出重大改變來挽救生命。她需要弄清楚自己的人生目標。

安潔莉娜開始每月兩次接受職涯教練的指導，繪製自己期望在特定時間內——六個月、一年、兩年和五年後——的長期職業發展。她也列出所有與她有「未完結的事」的人——那些她懷恨在心的人——然後立刻打電話給他們，安排午餐約會並化解誤會。

安潔莉娜也利用週末時間，在朋友的森林小屋裡獨自靜修，規畫自己的未來。她向更高的力量寫了一份「生命資助提案」，概述了她實現人生目標所需的人員和財務支持。她把這份提案清單寫在日記裡，並爲此祈禱。

安潔莉娜也與人生教練合作，確保她能熟練地運用療癒肯定句，以優化身體預防癌症的能力。爲了解決影響健康的潛在思維模式，我們必須納入許多肯定句。

除了針對特定身體部位的肯定句，如乳房和肺部之外，我們還加入了針對**癌症**的肯定句：我懷著愛寬恕並放下過去的一切。我決定讓自己的世界充滿喜悅。我愛自己、肯定自己。

針對**憂鬱症**：現在我超越了他人的恐懼和限制。我創造自己的人生。

針對**面對可能的死亡**：我滿懷喜悅地朝新的經驗層次前進。一切安好。

針對**慢性病**：我願意改變和成長。我創造出平安的、全新的未來。

透過使用這些技巧，努力將喜悅和愛帶回生活中，安潔莉娜終於克服了癌症並繼續生活。

讓「第七情緒中心」安好的關鍵

本章我們探討了第七情緒中心的健康問題，這些問題對情緒和身體都是最具破壞性的。

如果你患有慢性、退化性或危及生命的疾病，你將接受各種可能從未想像過的考驗。你可能被迫思考自己的死亡，並自問：「什麼是我生命的意義？」「我怎樣才能與更高的力量和平共處？」你如何處理這些困難的概念，可能決定了你能活多久，以及你在世時的健康和幸福程度。

想實現並保持第七情緒中心的健康，就必須尋找人生目標、堅定信念，並努力不懈地學習、改變。如果慢性病、退化性疾病及癌症的負面思維模式是「爲什麼是我」，那新的思維模式則是：**我與宇宙合作，克服情緒衝突，並找到和平的解決方案。在傾聽自己直覺的同時，我也嘗試接受更高力量的智慧。**

我活了下來並成長茁壯，一切安好。

第十一章

一切安好療癒速查表

問題	可能的原因	新思維模式
禿頭	恐懼、緊張、想要控制一切。不信任生命的過程。	我是安全的。我愛自己、肯定自己。我信任生命。
白髮	緊張。有壓力、操心。	我在生活的各領域都很平安、自在。我很堅強、很有能力。
腦	代表人體的電腦、電話總機。	我帶著愛操作自己的心智。
頭痛	否定自己，自我批判。恐懼。	我愛自己、肯定自己。我以充滿愛的眼光看待我自己和我的所作所爲。我是安全的。
偏頭痛	不喜歡被人驅使。抗拒生命之流。對性的恐懼（通常可以透過自慰抒解）。	我放鬆自己進入生命之流，讓生命輕鬆自在地提供我所需的一切。生命是支持我的。
頭暈／眩暈／眩暈症	心浮氣躁、思考渙散。拒絕去看。	我心神集中，覺得很平靜。活著很安全，感受喜悅也是。
失去平衡	思考渙散。未歸於中心。	我將自己置於平安之中，並接受生命的完美。一切安好。

精神失常／精神疾病	想逃離家庭。逃避現實、退縮。極度渴望脫離生活。	我的心智知道我的眞實身分。我的自我表達正是它神聖創造的產物。
腦瘤	已自動化的不正確信念。固執、拒絕改變舊模式。	爲我的心智重新設計思考模式是很容易的。生命一直在變化，我的心智模式也隨之更新。
腦下垂體	代表控制中心。	我的身心處於完美的平衡。我控制我自己的思想。
中風／腦中風／腦血管意外	放棄、抗拒，「寧可死也不願改變」的心態。排斥生命。	生命一直在改變，我自在地適應新事物。我接受過去、現在及未來的人生。
癲癇	排斥生命、覺得受迫害。覺得十分掙扎。對自己施暴。	我決定視生命爲永恆的、喜悅的。我也是永恆的、喜悅的、平安的。
癲癇發作	逃離家庭、逃離自我，或者逃離生活。	我安居在宇宙的家中。我很安全。我是被理解的。

問題	可能的原因	新思維模式
動暈症	恐懼，害怕控制不了局面。	我永遠可以掌控自己的想法。我很安全。我愛自己、肯定自己。
暈船	恐懼。害怕死亡。缺乏控制。	我在宇宙中完全安全。不論在哪裡，我都很平靜。我信任生命。
暈車	恐懼。束縛感。覺得自己陷入困境。	我輕鬆地在時空中穿梭，包圍我的只有愛。
臉部	代表我們展現給這個世界看的一切。	做自己是安全的。我展現眞實的自己。
抽搐／臉部習慣性的抽搐	恐懼。覺得有人在注意自己。	生命的一切都肯定我。一切安好。我很安全。

臉部線條下垂	內心委靡不振的想法。對生活的怨恨。	我展現出活著的喜悅，並允許自己全然地享受每一天的每一刻。我又變年輕了。
顏面神經麻痺／貝爾氏麻痺	極度控制憤怒。不願意表達自己的感覺。	表達自己的感覺很安全。我寬恕我自己。
眼睛	代表看清過去、現在和未來的能力。	我帶著愛與喜悅看待一切。
眼睛問題	不喜歡生活中見到的一切。	我現在創造出我樂見的生活。
散光	跟「我」有關的麻煩。害怕看見眞正的自己。	我現在願意看見自己的美麗與莊嚴。
白內障	無法欣喜地展望未來。黑暗的未來。	生命是永恆的，並且充滿喜悅。我期待每一刻的到來。
青光眼	冷酷地堅持不寬恕。受長期創傷之苦，覺得快被一切吞沒。	我帶著愛與溫柔看待一切。

問題	可能的原因	新思維模式
結膜炎	對於目前生活中所見的事備感憤怒與挫折。	我以充滿愛的眼光看待一切。這件事有個和諧的解決之道，我現在就接受它。
流行性結膜炎／紅眼症	憤怒與挫折。不想看。	我放下對於「我是對的」這件事情的需求。我很平靜。我愛自己、肯定自己。
角膜炎	極度憤怒。渴望痛打你看見的人事物。	我允許來自我心中的愛療癒我看見的一切。我選擇平靜。在我的世界中，一切都是美好的。
麥粒腫	用憤怒的眼光看人生。對某人感到憤怒。	我決定以充滿愛與喜悅的眼光看待一切人事物。
乾眼症	憤怒的眼光。拒絕以充滿愛的眼光看事物。懷恨在心，寧可死也不願寬恕。	我願意寬恕。我爲自己的夢想注入生命力，並以慈悲與理解的眼光看待一切。

內斜視／鬥雞眼	不想看到外界事物。目的或想法沒有交集。	正視一切對我而言是安全的。我在平安之中。
外斜視	害怕注視當下。	此刻，我接受神的指引，我永遠是安全的。
近視	對未來感到恐懼，不信任等在前方的事物。	我接受神的指引，我永遠是安全的。
遠視	對當下感到恐懼。	我知道此時此地的我很安全。
耳朵	代表聽的能力。	我帶著愛聆聽。
耳朵問題	無法傾聽外界的聲音或無法完全向外界敞開心扉、缺乏信任。	我現在學著信任自己的「高我」。我帶著愛聆聽內在的聲音。我放下所有與愛的聲音相左的思想。
耳痛（耳道發炎：外耳／中耳／內耳）	憤怒。不想聽。太多混亂。父母爭吵。	我的周圍一片和諧。我帶著愛聆聽愉快又美好的事物。我是愛的中心。

問題	可能的原因	新思維模式
耳鳴	拒絕聆聽。不聽內在的聲音。固執。	我信任自己的「高我」。我帶著愛聆聽內在的聲音。我放下所有與愛相左的行爲。
耳聾	排斥、固執、疏離。不想聽、不想被打擾。	我聆聽神的旨意，並爲了我可以聽見的一切備感欣喜。我與萬物是一體的。
乳突炎	憤怒與挫折。不想聽見正在發生的事。通常發生在小孩子身上。恐懼影響到理解力。	神聖的平靜與和諧圍繞著我，並存在我之內。我是平靜、愛與喜悅的綠洲。在我的世界中，一切都是美好的。
鼻子	代表自我認可。	我認可自己的直覺力。
咳嗽	想對世界怒吼：「看著我！聽我說話！」	大家都以最正面的方式注意我、欣賞我，我是被愛的。

打鼾	固執地不願放下舊模式。	我放下心中所有不屬於愛與喜悅的事物。我告別過去，走向充滿活力的新人生。
鼻竇問題／鼻竇炎	對某個親近的人感到惱怒。	我知道自己一直被平靜與和諧包圍著，並安住其中。一切安好。
流鼻血	被認可的需求。覺得自己不被認可、沒受到注意。迫切需要愛。	我愛自己、肯定自己。我認出自己眞正的價值。我很棒。
鼻涕倒流	內在的哭泣。孩子般的眼淚。覺得自己是受害者。	我承認並接受我是自己世界的創造力量。現在我決定享受我的人生。
口腔	代表接受新的觀念與滋養。	我用愛滋養自己。
口腔問題	固執己見。心靈封閉。無法接受新觀念。	我樂於接受新想法、新觀念，並準備好要了解、吸收它們了。

問題	可能的原因	新思維模式
口吃	不安全感。缺乏自我表達。不被允許哭泣。	我能自由地為自己發聲。表達自我是很安全的。我只用愛來與人溝通、交流。
口腔散發異味	憤怒及報復的想法。自恃有經驗。	我帶著愛釋放過去。我選擇只說出充滿愛的話語。
口臭	差勁的態度、惡毒的閒言閒語、齷齪的想法。	我帶著愛且溫和地說話。我只吐出美好的事物。
口腔潰瘍	克制自己不說傷人的話。責怪。	在我充滿愛的世界中，我只創造喜悅的體驗。
牙齒	代表決定。	
牙齒問題	長期缺乏決斷力。無法把想法拆開來分析，以做出決定。	我根據事實的原則做決定，而且很放心，因為我知道生命中發生的一切都是正確的。

蛀牙	無法做出決定。有輕易放棄的傾向。	我的決定充滿了愛和慈悲。我的新決定支持我並增強我的力量。我有新的想法並將其付諸行動。我對我的新決定感到安全。
牙根管	再也無法咬住任何東西。根本的信念被摧毀。	我爲自己、爲自己的人生創造了穩固的基礎。我充滿喜悅地選擇那些支持我的信念。
牙齦問題	無法支持自己的決定、對生命優柔寡斷。	我是個有決斷力的人。我帶著愛貫徹並支持自己的決定。
牙齦出血	在生活中做決定時缺乏喜悅。	我相信生命中發生的一切永遠都是正確的。我很平安。
牙周病／齒槽膿漏	因無法做決定而憤怒。優柔寡斷。	我肯定我自己，我做的決定對我而言永遠是完美的。

問題	可能的原因	新思維模式
智齒長不出來	沒有給自己心理空間來創造穩固的基礎。	我敞開自己的意識接受生命的擴展。有許多空間可以讓我成長與改變。
牙關緊閉	憤怒。控制欲。拒絕表達感情。	我相信生命的過程。我輕鬆地要求我想要的一切。生命支持著我。
破傷風	需要釋放憤怒及引起痛苦的想法。	我讓內心的愛流遍我全身，讓它淨化並療癒我身體的每個部分和我的情緒。
舌頭	代表滿懷喜悅地品味生活樂趣的能力。	我因爲生命賜予我的豐富禮物而欣喜。
喉嚨	表達的途徑。創造力的渠道。	我敞開心，唱出愛的喜悅。

喉嚨問題	無法爲自己發聲。忍氣吞聲。創造力被扼殺。拒絕改變。	就算製造噪音也沒關係。我充滿喜悅且自在地表達自己。我安心地爲自己發聲。我展現自己的創造力。我願意改變。
喉嚨異物感／臆球症	恐懼。不信任生命的過程。	我很安全。我相信生命站在我這邊。我自由且滿懷喜悅地展現自己。
喉嚨痛	忍住氣憤的話語。覺得無法表達自己。	我放下所有的限制，自由自在地做自己。
喉炎	氣到說不出話來。不敢暢所欲言。痛恨權威。	我自在地要求我想要的一切。表達自己是安全的。我很平靜。
扁桃腺周圍膿腫	堅決相信無法爲自己發聲，也無法要求自己所需的事物。	滿足我的需求是我與生俱來的權利。現在，我輕鬆地用愛要求我想要的一切。

問題	可能的原因	新思維模式
扁桃腺炎	恐懼。情緒被壓抑。創造力被扼殺。	現在，對我好的一切事物自由地流動。來自神的想法和點子透過我展現。我很平安。
下頜問題／顳顎關節症候群	憤怒。怨恨。渴望報復。	我願意改變我內在造成這種狀況的模式。我愛自己、肯定自己。我是安全的。
頸部（頸椎）	代表靈活性及看見背後事物的能力。	我與生命和平共處。
頸部問題	拒絕去看問題的另一面。固執、缺乏靈活性。	我靈活而輕鬆地看見問題的每一面。做事方法及看事情的角度有無限多種。我是安全的。
脖子僵硬	頑固不屈。	用其他觀點看事情是很安全的。

甲狀腺	羞辱。覺得：「我永遠無法做自己想做的事。何時才輪得到我？」	我超越舊有的限制，允許自己隨心所欲且充滿創造力地展現自己。
甲狀腺腫	對他人加諸的痛苦深感憎恨。認爲自己是受害者、在人生中受挫。不滿足。	我是我生命中的力量和主人。我自由自在地做自己。
甲狀腺機能亢進	因爲被忽略而狂怒。	我處在生命的中心。我肯定我自己、肯定我見到的一切。
甲狀腺機能低下	放棄。覺得絕望到快窒息了。	我以完全支持我的新規則來創造新的人生。
胸腺	免疫系統的主要腺體。覺得被生命攻擊。別人故意和我過不去。	我充滿愛的思想讓我的免疫系統功能強大。我的內在和外在都很安全。我帶著愛傾聽自己。
心臟	代表愛與安全感的中心。	我的心隨著愛的節奏跳動。

問題	可能的原因	新思維模式
心臟問題	長期的情緒問題。缺乏喜悅。心變得堅硬。緊張和壓力。	喜悅、喜悅、喜悅！我帶著愛讓喜悅流過我的心、我的身體、我的生命經驗。
心臟病發作/心肌梗塞	爲了金錢、地位之類的事物而榨光心中的喜悅。	我將喜悅帶回心中。我對一切事物表達愛。
冠狀動脈栓塞	孤獨。害怕。覺得自己不夠好、做得不夠多、永遠做不到。	我與生命的一切是一體的，宇宙完全支持我。一切安好。
動脈	運送生命的喜悅。	我充滿了喜悅。喜悅隨著心臟的每一次跳動流遍我全身。
動脈硬化	抗拒、緊張。根深柢固的偏執心態。拒絕去看好的一面。	我完全敞開來接受生命及喜悅。我決定帶著愛看待一切。
肺部	接納生命的能力。	我以完美的平衡接納生命。
肺部問題	憂鬱。悲痛。害怕接納生命。覺得自己不值得活出完整的生命。	我有能力接納完整的生命。我用愛活出最完整的生命。

肺炎	絕望。對人生感到厭倦。不願療癒的情緒創傷。	我自由地接受來自神的想法，它們充滿生命的氣息與智慧。現在是嶄新的一刻。
肺氣腫	害怕接納生命。覺得自己不值得活下去。	全然而自由地活著是我與生俱來的權利。我熱愛生命。我愛我自己。
呼吸	代表接納生命的能力。	我熱愛生命。活著是很安全的。
呼吸問題	害怕或拒絕全然接納生命。覺得自己一點都不重要，甚至沒有生存的權利。	全然而自由地活著是我與生俱來的權利。我值得被愛。現在我決定全然地過活。
呼吸系統疾病	害怕全然地接納生命。	我很安全。我熱愛我的生命。
窒息	恐懼。不信任生命的過程。被困在童年之中。	長大是安全的，這個世界是安全的，我是安全的。
支氣管炎／哮吼	火爆的家庭氣氛。爭吵、叫囂。偶爾沉默不語。	我宣告自己的內心及外在環境都是平靜且和諧的。一切安好。

問題	可能的原因	新思維模式
換氣過度症候群	恐懼。抗拒改變。不信任生命的過程。	在宇宙中的每一處，我都是安全的。我愛我自己，並信任生命的過程。
氣喘	令人窒息的愛。無法爲自己呼吸。覺得被壓抑。抑制住哭泣。	現在我爲自己的生命負責是很安全的，我決定讓自己自由。
小兒氣喘病	對生命感到恐懼、不想存在。	這個孩子是安全的、被愛的。這個孩子是受歡迎的、被珍惜的。
肝臟	憤怒和原始情緒之所在。	我只知道愛、平靜與喜悅。
肝臟問題	長期抱怨。將自己的吹毛求疵合理化，以欺騙自己。感覺很糟。	我決定以開放的心過生活。我尋找愛，結果發現愛無處不在。
肝炎	抗拒改變。恐懼、憤怒、憎恨。肝臟是憤怒與狂怒的所在地。	我的心被洗滌過後變得自由。我脫離過去，進入新的生命。一切安好。

黃疸症	內在及外在的偏見。偏頗的判斷力。	我對所有人及我自己都懷著寬容、憐憫與愛的態度。
膽固醇過高／動脈粥狀硬化	喜悅的通道受阻。害怕接受喜悅。	我決定愛我的生命。我的喜悅通道敞開無阻。接受喜悅是很安全的。
膽結石	悲苦。固執的想法。譴責。驕傲。	我滿懷喜悅地放下過去。生命十分美好，我也是。
腎臟問題	批判、失望、失敗。羞愧。幼稚的反應。	我生命中發生的一切都是神聖的適當行動。我的每個經歷爲我帶來的只有美好。長大是安全的。
腎炎	對失望和失敗反應過度。	我生命中發生的一切都是適當的。我放下舊的，迎接新的。一切安好。
腎上腺問題	失敗主義。不再關心自己。焦慮。	我愛自己、肯定自己。關心自己是很安全的。

問題	可能的原因	新思維模式
艾迪森氏症	在情緒上嚴重地「營養不良」。對自己感到憤怒。	我用愛來照顧我的身體、我的心智和我的情緒。
庫欣氏症候群	心理不平衡。過多破壞性的想法。覺得自己被欺壓。	我用愛平衡自己的身心。我現在選擇讓我感覺美好的想法。
布萊特氏病	覺得自己像個不夠好、做什麼事都會出錯的小孩。失敗、失落感。	我愛自己、肯定自己。我關心自己。我有足夠的能力面對所有事。
腎結石	一大堆沒化解的憤怒。	我輕鬆地化解過去所有的問題。
尿道感染／腎盂腎炎	被惹惱（通常是異性或情人引起的）。責怪他人。	我釋放我意識中造成這個狀況的模式。我願意改變。我愛自己、肯定自己。
膀胱問題／膀胱炎	焦慮。生氣。堅守舊觀念、害怕放手。	我輕鬆自在地釋放舊事物，迎接生命的新事物。我很安全。
尿道炎	憤怒、情緒化。被惹惱。責怪。	我只創造充滿喜悅的經驗。
胃	留住養分。消化並領悟概念。	我輕鬆自在地領悟人生。

胃部問題	懼怕。害怕新事物。無法消化吸收新的東西。	生命與我和諧一致。每一天的每一刻，我都在消化吸收新事物。一切安好。
嘔吐	強烈排斥某些想法或觀念。害怕新事物。	我安全且滿懷喜悅地領悟人生。只有美好的事物才會來到我身邊，並透過我展現。
噁心	恐懼。排斥某個想法或經驗。	我很安全。我相信生命的過程只會爲我帶來美好的事物。
打嗝	恐懼。生活步調太快。	我有足夠的時間和空間，去做我必須做的每一件事。我很平安。
消化不良	深層的恐懼、害怕、焦慮。嘀嘀咕咕地發牢騷。	我平靜而喜悅地消化和吸收所有嶄新的生命經驗。

問題	可能的原因	新思維模式
胃炎	長期的不確定感。世界末日的感覺。	我愛自己、肯定自己。我很安全。
胃食道逆流/胃灼熱	恐懼、恐懼、恐懼！緊抓著恐懼不放。	我自由自在地盡情呼吸。我很安全。我信任生命的過程。
潰瘍	恐懼。強烈相信自己不夠好。到底是什麼在侵蝕你？	我愛自己、肯定自己。我處在平安之中。我很平靜。一切安好。
消化性潰瘍	恐懼。相信自己不夠好。急著取悅他人。	我愛自己、肯定自己。我與自己和平共處。我很棒！
腹部絞痛	恐懼。中止生命的過程。	我信任生命的過程。我很安全。
脹氣痛/脹氣/腹脹	緊抓著不放。恐懼。未充分消化吸收的概念。	我放鬆下來，讓生命毫不費力地在我身上流動。
腹瀉	恐懼。排斥。逃跑。	我的消化、吸收和排泄功能完美而規律。我與生命和平共處。

腸道	代表排放廢物、消化、吸收。	放下是很容易的。我輕鬆地消化和吸收我必須知道的一切，並懷著喜悅放下過去。
腸道疾病	害怕放下那些老舊的、不再需要的東西。	我輕鬆自在地放下舊東西，並帶著喜悅迎接新事物。
結腸	害怕放下。緊抓住過去。	我輕而易舉地釋放那些我不再需要的事物。過去已經結束了，現在我是自由的。
結腸炎	不安全感。代表釋放已結束之事的輕鬆自在。	我是完美的生命之流及其律動的一部分。萬事萬物都在神聖的適當秩序之中。
黏液性結腸炎	累積太多混亂的舊想法而堵塞了排除的管道。在過去的泥淖中打滾。	我釋放、化解過去。我是清明的思考者。我活在當下的平靜與喜悅之中。
痙攣性結腸炎	害怕放下。不安全感。	活著是很安全的。生命永遠會提供我需要的一切。一切安好。

問題	可能的原因	新思維模式
迴腸炎／克隆氏症／局部性腸炎	恐懼。擔心。覺得自己不夠好。	我愛自己、肯定自己。我盡力而爲。我很棒。我很平安。
闌尾炎／盲腸炎	恐懼。對生命感到恐懼。阻礙美好事物流動。	我很安全。我輕鬆自在地讓生命快樂地流動。
疝氣	關係破裂。緊張、負擔。不正確的創意表達。	我的心是溫柔的、和諧的。我愛自己、肯定自己。我自由自在地做自己。
直腸／肛門／肛門瘙癢症	排泄點。傾卸場。	我輕鬆自在地釋放生命中不再需要的事物。
便祕	拒絕放下舊有的想法。被困在過去。偶爾很吝嗇。	當我放下過去，充滿活力的新事物就進入我的生命。我允許生命流經過我。

痔瘡	害怕最後期限。過去的憤怒。害怕放下。覺得有負擔。	我釋放所有與愛相左的事物。我有足夠的時間和空間去做我想做的每件事。
肛門膿瘡	因不想釋放而憤怒。	放下是安全的。離開我的都是我不再需要的事物。
肛門出血／便血	憤怒與挫折。	我信任生命的過程。生命中發生的一切都是適當且美好的。
肛門瘻管	廢物沒有被完全釋放、緊抓過去的垃圾不放。	我帶著愛完全釋放過去的一切。我是自由的。我就是愛。
肛門發癢／肛門搔癢症	對過去感到內疚、悔恨。	我帶著愛寬恕自己。我是自由的。
肛門疼痛	內疚。渴望受到懲罰。覺得自己不夠好。	過去已經過去了，現在我決定愛自己、肯定自己。

問題	可能的原因	新思維模式
脾臟	擺脫不了某種情緒或想法。迷戀事物。	我愛自己、肯定自己。我相信生命的過程會支持我。我很安全。一切安好。
胰臟	代表生命的甜美。	我的生命是甜美的。
胰臟炎	排斥。因爲生命似乎不再甜美而感到憤怒與挫折。	我愛自己、肯定自己，並獨自在生命中創造了甜美與喜悅。
恥骨	代表生殖功能方面的保護。	我擁有性欲是安全的。
生殖器	代表陽性和陰性原則。	做我自己是安全的。
生殖器問題	擔心自己不夠好。	我爲我自己表達生命的方式而欣喜。現在的我就是完美的。我愛自己、肯定自己。
生育問題	害怕。擔心自己不夠好。對生命過程的抗拒。	我愛並珍惜我的內在小孩。我愛自己，並崇拜自己。我是自己生命中最重要的人。我很安全。一切安好。

不孕症	害怕並抗拒生命的過程，或是認爲沒有必要經歷爲人父母這項體驗。	我信任生命的過程。我永遠在適當的地方和時機做正確的事。我愛自己、肯定自己。
流產（自然流產）	恐懼。對未來感到恐懼。「現在不要……以後再說」的態度。時機不恰當。	我生命中發生的一切都是神聖的適當行動。我愛自己、肯定自己。一切安好。
婦女病	否定自我。排斥女性特質、排斥陰性原則。	我的女性特質讓我深感喜悅。我喜歡當個女人，我愛我的身體。
乳房	代表母性、養育和關愛。	我接受關愛也付出關愛，兩者保持完美的平衡。
乳房囊腫／乳房腫塊／乳房疼痛／乳腺炎	拒絕關愛自己，總以別人爲優先。過度干涉、過度保護、過度承擔責任。	我很重要，我很有價值。現在我用愛和喜悅照顧自己、關愛自己。我讓別人自由自在地做自己，我們都很安全、很自由。

問題	可能的原因	新思維模式
月經問題	排斥自己的女性身分。內疚、恐懼。相信生殖器是罪惡或骯髒的。	我接受自己身爲女人所擁有的全部力量，並且認爲我所有的生理過程都是正常的、自然的。我愛自己、肯定自己。
經前症候群	容許困惑坐大。將自己的力量交給外在的影響因素。排斥女性的生理過程。	現在，我爲自己的心智及生命負責。我是個充滿力量、充滿活力的女人！我身體的每個部位都完美地運作著。我愛我自己。
閉經	不想當女人。不喜歡自己。	我樂於做我自己。我是生命的美麗展現，永遠隨順生命的流動。
經痛	對自己生氣。厭惡身體或討厭女人。	我愛我的身體。我愛我自己。我愛我所有的生理週期。一切安好。

子宮肌瘤／子宮囊腫	滋養來自伴侶的傷害。對女性自我意識的打擊。	我釋放我內在引來這種經歷的模式。在生命中我只創造美好的事物。
陰道炎	對伴侶感到憤怒。性的罪惡感。自我懲罰。	別人反映出我對自己的愛與肯定。我快樂地享受自己的性欲。
白帶	相信女性比男性弱。對伴侶感到憤怒。	所有的經驗都是我自己創造的。我就是力量。我以身爲女人爲樂。我是自由的。
陰戶	代表弱點。	有弱點是安全的。
子宮	代表創造力的溫床。	住在身體這個房子裡，我覺得很自在。
子宮內膜異位症	不安全感、失望及挫折。以甜食取代對自己的愛。老是責怪他人。	我既有力量又受人歡迎。身爲女人是很棒的。我愛我自己，我很滿足。
卵巢	代表創造的地方。創造力。	我在我的創造之流中保持平衡。

問題	可能的原因	新思維模式
更年期問題	害怕自己不再有人要。害怕變老。自我排斥。覺得自己不夠好。	我在所有的週期變化中都能保持平衡，且十分平靜。我帶著愛祝福自己的身體。
攝護腺	代表陽性原則。	我愛自己、肯定自己。我接受自己的力量。精神上，我永遠年輕。
攝護腺問題	心理的恐懼削弱了男子氣概。放棄。性壓力與罪惡感。相信自己越來越老了。	我接受我的男子氣概，並因身爲男人而喜悅。
睪丸	陽性原則。男子氣概。	身爲男人是安全的。
性病	性的罪惡感。覺得必須受懲罰。認爲生殖器是罪惡或骯髒的。虐待他人。	我帶著愛與喜悅接受自己的性欲及其表現。我只接受那些支持我並讓我感覺美好的想法。
生殖器疱疹	認爲性是罪惡的，以及必須接受懲罰。被公開羞辱。認爲神會懲罰人。對生殖器有排斥感。	我對神的觀念支持著我。我是正常、自然的。我對自己的性欲及身體感到歡喜。我很棒！

淋病	認爲自己不好而必須受懲罰。	我愛我的身體，我愛我的性欲，我愛我自己。
梅毒	放棄自己的力量與影響力。	我決定做我自己。我肯定現在的自己。
性冷感	恐懼。否定享樂。認爲性是不好的。伴侶感覺遲鈍。害怕父親。	享受自己的身體是安全的。身爲女人讓我很高興。
性無能／陽萎	性壓力、緊張、罪惡感。社會信念。對前任伴侶的怨恨。害怕母親。	我輕鬆而喜悅地讓我陽性原則的全部力量徹底發揮出來。

問題	可能的原因	新思維模式
臀部（大腿上方包含髖關節等整個臀部區域）	以完美的平衡承載身體。前進的主要推力。	臀部萬歲！我的人生平衡又自在，每天都充滿喜悅。
臀部問題	做重大決定時害怕前進。缺乏前進的目標。	我處於完美的平衡中。不論幾歲，我都輕鬆且滿懷喜悅地在生命中前進。
臀部後側	代表力量。臀部後側鬆垮表示失去力量。	我很有力量，並明智地運用自己的力量。我很安全。一切安好。
膝蓋	代表自負與自我。	我很有彈性，能隨順生命之流。
膝蓋問題	固執的自我和傲慢。無法順從。恐懼。欠缺彈性。不願讓步。	寬恕。理解。憐憫。我能自在地屈伸，隨順生命之流。一切安好。
腿部	帶著我們在生命中前進。	生命是支持我的。

小腿	失敗的理想。小腿代表人生的標準。	我懷著愛與喜悅達到我的最高標準。
小腿問題	對未來感到恐懼。不想前進。	我懷著自信與喜悅前進，因爲我知道未來的一切都會很好。
腳踝	執拗與內疚。腳踝代表接受愉悅的能力。	我值得享受人生。我接受生命給我的一切愉悅。
足部	代表對自己、對生命、對他人的理解。	我的理解力很清晰，而且我願意隨著時間改變。我很安全。
足部問題	對未來、對沒有在生命中前進感到恐懼。	我輕鬆且滿懷喜悅地在生命中前進。
腳趾	代表未來一些更小的細節。	所有的細節都進行順利。
拇趾外翻	生命缺乏喜悅。	我滿懷喜悅地奔向美好的生命經驗。
雙手	掌握、把持。攫取、緊握。抓取、放下。撫摸、擰捏。處理生命經驗的所有方式。	我決定用愛、喜悅及輕鬆的態度處理我的生命經驗。

問題	可能的原因	新思維模式
手臂	代表擁抱生命經驗的能力。	我自在且滿懷喜悅地用愛擁抱、接納我的生命經驗。
手肘	代表改變方向及接受新的經驗。	我輕鬆地隨著新經驗、新方向和新改變流動。
手腕	代表動向及輕鬆的態度。	我用智慧、愛及輕鬆的態度面對我所有的生命經驗。
腕隧道症候群	對人生表面上的不公平感到憤怒與挫折。	現在我決定創造喜悅而富足的人生。我很輕鬆自在。
手指	代表生活的細節。	我與生活的細節和平共處。
拇指	代表思維能力與憂慮。	我的心智很平靜。
食指	代表自我和恐懼。	我很安全。
中指	代表憤怒與性欲。	我對自己的性欲感到自在。
無名指	代表結合與悲傷。	我以平靜的心愛人。

小指	代表家庭與偽裝。	在生命這個大家庭的陪伴下，我做我自己。
水腫	有什麼事或人是你不願放下的？	我願意釋放過去，放下是很安全的。現在我自由了。
身體左側	代表接受能力、接納、陰性能量、女性、母親。	我的陰性能量完美地保持平衡。
身體右側	代表給出去、釋放、陽性能量、男性、父親。	我輕鬆且毫不費力地讓我的陽性能量保持平衡。
背部	代表來自生命的支持。	我知道生命永遠支持著我。
上背部問題	缺乏情緒上的支持。覺得自己不被愛。抑制住愛。	我愛自己、肯定自己。生命愛我、支持著我。
中背部問題	內疚。被隱藏在背後的一切困住了。「別煩我！」	我放下過去。我帶著心中的愛自由向前邁進。
下背部問題	對金錢感到恐懼。缺乏財務上的支持。	我信任生命的過程，我需要的一切都被安排得很好。我很安全。

問題	可能的原因	新思維模式
骨架	架構崩毀。骨骼代表你生命的架構。	我健康又強壯。我身體的結構很完美。
骨骼	代表宇宙的架構。	我身體的結構完美又勻稱。
骨髓	代表對於自我最深層的信念，以及你支持和關心自己的方式。	神的靈構成我的生命。我是安全的、被愛的，並且被全然支持著。
骨髓炎	對生命的架構感到憤怒與挫折。覺得自己不被支持。	我信任生命的過程，並與之和平共處。我是安全無虞的。
骨質疏鬆症	覺得沒有在生活中得到任何支持。	我支持自己，而生命也會以出乎意料且充滿愛的方式支持我。
骨骼碎裂／骨折	反抗權威。	在我的世界裡，我就是自己的主人，可以主宰我內心想法的只有我自己。
骨骼畸形	心理壓力和緊張。肌肉無法伸展。喪失內心的活動能力。	我全然接納生命。我放鬆下來，信任生命之流及生命的過程。

椎間盤突出	覺得完全沒有得到生命的支持。沒有決斷力。	生命支持我所有的想法，因此，我愛自己、肯定自己，一切安好。
脊椎	生命充滿彈性的支持。	生命支持著我。
脊椎側彎	無法隨著來自生命的支持流動。因爲恐懼而想抓住舊有的想法不放。不信任生命。缺乏完整性。沒有堅定信念的勇氣。	我放下所有的恐懼。現在我信任生命的過程。我知道生命永遠站在我這邊。我帶著愛抬頭挺胸且充滿自信。
坐骨神經痛	虛僞、表裡不一。對金錢和未來感到恐懼。	我走向更大的美好。我處處可以擁有美好的事物，我是安全無虞的。
退化性椎間盤疾病	缺乏支持。對生命的恐懼。無法信任。	我願意學會愛自己。我讓我的愛支持自己。我正在學著信任生命並接受它的豐富。我可以安心地付出信任。

問題	可能的原因	新思維模式
脊膜炎	激動的想法、對生命極度憤怒。	我放下所有的指責，並接受生命的平靜與喜悅。
肩膀	代表在生活中滿懷喜悅地實現體驗的能力。我們的態度讓生活成爲一種負擔。	我決定讓自己所有的體驗都充滿愛與喜悅。
圓肩	背負生活的重擔。無助與絕望。	我充滿自信且自由。我愛自己、肯定自己。我的人生一天比一天更好。
風濕病	感覺自己是受害者。缺乏愛。長期的悲苦。怨恨。	我創造了自己的體驗。隨著我愛自己及他人、肯定自己及他人，我的體驗也會越來越美好。
類風濕性關節炎	對權威的強烈批判。覺得自己人善被人欺。	我是我自己的主人。我愛自己、肯定自己。生命是美好的。
軟骨病／佝僂病	在情緒上「營養不良」。缺乏愛及安全感。	我很安全，而且被宇宙的愛滋養著。

關節	代表生命方向的改變及其改變的難易程度。	我輕鬆地隨著改變流動。我的生命被神引導著，所以我永遠朝最好的方向前進。
關節炎	覺得不被愛。批判、怨恨。	我就是愛。現在我決定愛自己、肯定自己。我帶著愛看待他人。
手指關節炎	渴望懲罰他人。責怪。覺得自己是受害者。	我帶著愛與理解看待一切。我將一切生命經驗都帶到愛之光裡。
滑囊炎	壓抑憤怒。想打人出氣。	愛讓所有不是愛的事物放鬆下來，並釋放它們。
痛風	支配的需要。沒耐性、憤怒。	我是安全無虞的。我和自己及他人和平共處。
肌肉	抗拒新的體驗。肌肉代表在生命中前進的能力。	我體驗到生命是一場喜悅的舞蹈。

問題	可能的原因	新思維模式
肌肉萎縮症	認爲長大是不值得的。	我超越了父母的限制。我自由地成爲最棒的自己。
抽筋	緊張。恐懼。緊抓著不肯放下。	我放鬆下來，讓心處於平靜之中。
特定部位疼痛	內疚。因內疚而尋求懲罰。	我帶著愛釋放過去。它們自由了，我也解脫了。此刻在我心中，一切安好。
瘀傷／瘀血／瘀斑	生活中的小衝擊。自我懲罰。	我愛自己、珍惜自己。我親切又溫和地對待自己。一切安好。
血液	代表體內自由流動的喜悅。	我展現生命的喜悅、接受生命的喜悅。
血液問題	缺乏喜悅。想法不流暢。	充滿喜悅的新想法在我之內自由流動。
高血壓	尚未解決的長期情緒問題。	我帶著喜悅放下過去。我很平靜。

低血壓	兒時缺乏愛。失敗主義。「那有什麼用？反正也行不通。」	我現在決定活在永遠充滿喜悅的當下。我的生命就是喜悅。
糖尿病／高血糖	渴望原本可以擁有的事物。極度需要掌控一切。深沉的哀傷。留不住生活中的甜美、愉悅。	這一刻充滿了喜悅。我現在決定體驗今天的甜美、愉悅。
低血糖	被生活的負荷壓垮。覺得：「那有什麼用？」	現在我決定讓自己的人生輕盈、自在又充滿喜悅。
白血病	粗暴地扼殺靈感。覺得：「那有什麼用？」	我跨越過去的局限，進入當下的自由。做我自己是很安全的。
凝血問題	中止喜悅的流動。	我喚醒內在的新生命。我覺得自在、流暢。
貧血	「話是沒錯，但是……」的態度。缺乏喜悅。對生命感到恐懼。覺得自己不夠好。	在生活的每個領域體驗喜悅是很安全的。我熱愛生命。

問題	可能的原因	新思維模式
鐮狀細胞貧血症	相信自己不夠好，而這個信念摧毀了生命的喜悅。	這個孩子活在生命的喜悅中，並受到愛的滋養。神每天都在施展奇蹟。
昏厥／迷走神經性昏厥	恐懼。無法應付。突然覺得眼前一片黑暗，找不到出路。	我擁有處理人生中每一件事的知識和力量。
出血	失去喜悅。憤怒。覺得：「有什麼好高興的？」	我以完美的節奏展現和接受生命的喜悅。
靜脈曲張	處在一個討厭的狀況中。氣餒。覺得自己工作過度、負擔過重。	我處在真理中，並懷著喜悅生活、向前邁進。我熱愛生命，並自由地在這個世界上活動。
靜脈炎	憤怒和挫折。因生活中的限制及缺乏喜悅而怪罪他人。	現在，喜悅在我體內自由流動，我與生命和平共處。
壞疽	心理不健全。以有害的想法埋沒喜悅。	我現在選擇和諧的想法，並讓喜悅在我身上自由流動。
腺體	代表擁有地位。自發的行動。	我是自己世界中的創造力量。

腺體問題	缺乏「起而行」的想法。扯自己後腿。	我擁有我需要的一切神聖想法和行動。我現在就往前邁進。
體臭	恐懼。不喜歡自己。畏懼他人。	我愛自己、肯定自己。我很安全。
瘻管（泛指各種器官與器官間不該存在的通道）	恐懼。在放下的過程中出現阻礙。	我很安全。我完全信任生命的過程。生命是站在我這邊的。
瘤/贅生物	滋養舊創傷。增長怨恨。	我很容易寬恕。我愛自己，並以讚美的想法犒賞自己。
囊腫	重映讓人痛苦的舊影片。滋養創傷。錯誤的生長物。	我心智的影片是美好的，因爲我決定如此創造它們。我愛我自己。

問題	可能的原因	新思維模式
囊腫纖維症	深信自己的人生不會順利。覺得自己很可憐。	生命愛我，我也愛生命。現在我選擇自由地全然接納生命。
循環系統	代表以正面的方式感受和表達情緒的能力。	我自由地讓喜悅與愛在我世界的每個角落循環。我熱愛生命。
淋巴問題	警告你要讓自己的心重新回歸生命的本質。愛與喜悅。	現在我完全專注在愛與活著的喜悅上。我隨著生命流動。我擁有心靈的平靜。
何杰金氏淋巴瘤	責怪、極度害怕自己不夠好。拚命想證明自己，直到血液沒有養分支持自身。在尋求他人接納的競爭中，遺忘了生命的喜悅。	我完全樂於做我自己。現在的我已經夠好了。我愛自己、肯定自己。我展現喜悅、接受喜悅。
腫脹	困在自己的想法裡走不出來。堵住的痛苦想法。	我的思想輕鬆自如地流動。我輕鬆地穿梭在各種想法中。
體液積聚	你到底害怕失去什麼？	我願意帶著喜悅放下。

意外事故	無法爲自己發聲。反抗權威。相信暴力。	我釋放內在造成這種狀況的模式。我很平靜。我是有價值的。
外傷	對自己感到憤怒和內疚。	我現在用正面的方式釋放憤怒。我愛自己、欣賞自己。
咬傷	恐懼。容易被人看不起。	我寬恕自己。從現在直到永遠，我都愛自己。
動物咬傷	轉向內在的憤怒。認爲自己需要接受懲罰。	我是自由的。
蚊蟲咬傷	對小事內疚。	我不受惱人之事所擾。一切安好。
扭傷	憤怒與抗拒。不想朝著生命中的某個方向前進。	我相信生命的過程只會將我帶到對我最好的地方。我很平靜。
割傷	因爲沒遵從自己的規則而懲罰自己。	我創造一個充滿獎賞的生命。

問題	可能的原因	新思維模式
抓傷	覺得生活在撕扯你，生命是一場剝削。覺得自己正遭受剝削。	我感謝生命對我的慷慨大方。我是備受祝福的。
燒傷／灼傷	憤怒、發脾氣、發火。	我在內心及外在環境創造的只有平靜與和諧。我值得擁有美好的感受。
水疱	抗拒。缺乏情緒上的保護。	我輕柔地隨著生命及每個新的人生經歷流動，一切安好。
肉體創傷	對自己感到憤怒和內疚。	我寬恕自己，並決定愛自己。
食物中毒	允許他人掌控一切。覺得自己毫無防備。	我擁有力量與技巧，可以化解來到我面前的一切。
常春藤中毒／毒橡樹中毒	覺得無招架之力，只能任憑他人攻擊。	我是有力量、且安全無虞的。一切安好。
感染	憤怒、惱怒、被激怒。	我決定讓自己處於平靜而和諧的狀態。

發炎	恐懼。突然發怒。激動的思緒。	我的思緒平和、冷靜且歸於中心。
炎症	對於在生活中見到的境況感到憤怒和挫折。	我願意改變所有的批判模式。我愛自己、肯定自己。
黴菌感染	陳腐的信念。拒絕放下過去。讓過去掌控現在。	我自由且滿懷喜悅地活在當下。
念珠菌感染	精神渙散。充滿挫折與憤怒。在關係中既苛求又不信任對方。凡事百般要求。	我允許自己成爲我可能成爲的一切。我值得擁有生命中最美好的事物。我愛自己、欣賞自己，對他人也是。
鵝口瘡	因爲做出錯誤的決定而憤怒。	我帶著愛接受自己的決定，因爲我知道我有改變的自由。我很安全。
酵母菌感染	否認自己的需要。不支持自己。	現在我決定以充滿愛與喜悅的方式支持自己。

問題	可能的原因	新思維模式
結核病	因自私而日漸消瘦。占有欲。殘酷的想法。報復心。	隨著我愛自己、肯定自己，我創造出平靜而充滿喜悅的世界。
足癬／香港腳	因爲不被接受而備感挫折。無法輕鬆自在地前進。	我愛自己、肯定自己。向前進很安全，我允許自己往前邁進。
感染性單核球增多症／菲佛氏病／腺熱	因爲沒有得到他人的愛與欣賞而憤怒。不再關心自己。	我愛自己、欣賞自己、關心自己。我一無所缺。
寄生蟲	把力量交給別人，讓他們接管一切。	我帶著愛取回自己的力量，並消除一切阻礙。
病毒感染	缺少在生命中流動的喜悅。悲苦。	我帶著愛讓喜悅在我生命中自由流動。我愛我自己。
EB病毒	逼自己超越極限。害怕自己不夠好。耗盡內在的支持力量。病毒般的壓力。	我放鬆下來，並體認到自己的價值。我現在已經夠好了。人生很輕鬆，且充滿喜悅。

瘧疾	與自然、與生命失去平衡。	我與所有生命保持平衡、一致。我很安全。
痲瘋病／漢生病	完全無法料理生活。長期認爲自己不夠好或不夠乾淨。	我超越所有限制。我受到神的引導和啓發。愛能療癒所有生命。
痢疾	恐懼及強烈的憤怒。	我在我的心智中創造平靜，我的身體也反映出平靜。
阿米巴痢疾	認爲別人故意和自己過不去。	我是我世界中的力量和主人。我很平靜。
細菌性痢疾	壓抑與絕望。	我充滿元氣、能量和活著的喜悅。
唇疱疹	憤怒的話語在心中盤旋，不敢說出來。	我愛我自己，所以我只創造平靜的體驗。一切都是美好的。

問題	可能的原因	新思維模式
單純疱疹（可能在任何部位發病，特別是口唇、鼻子、臀部、生殖器）	氣到抓狂。壓抑自己不說出惡毒的話。	我只思考、只說出充滿愛的話語。我與生命和平共處。
帶狀疱疹／水痘	一直在等待最後的結果。恐懼與緊張。過於敏感。	我很放鬆、很平靜，因爲我信任生命的過程。在我的世界中，一切安好。
小兒痲痺症	令人無力的嫉妒。渴望阻止某人。	每個人都能一無所缺。我用愛的思想創造自己的美好與自由。
狂犬病	憤怒。相信暴力就是解決之道。	我被平靜包圍，並安住其中。

絛蟲感染	堅決相信自己是受害者，而且不乾淨。對別人表面上的態度感到無助。	別人只會反映我對自己的美好感受。我愛自己的一切、肯定自己的一切。
愛滋病	覺得無法保護自己、毫無希望。沒人在乎我。強烈認爲自己不夠好、否定自我。性的罪惡感。	我是宇宙計畫的一部分。我很重要，而且生命深愛著我。我是有力量、有能力的。我喜愛並欣賞自己的一切。
流鼻涕	要求幫助。內在的哭泣。	我以讓自己開心的方式愛自己、安撫自己。
鼻塞	沒有認出自己的價值。	我愛自己、欣賞自己。
上呼吸道感染／感冒	同時發生太多事。心理混亂、失調。輕微傷害。「每到冬天我都會感冒三次」之類的信念。	我允許自己的心智放鬆、平靜下來。我的內心及外在環境都是清明且和諧的。一切安好。
流行性感冒／流感	回應大眾的負面性和信念。恐懼。相信統計資料。	我超越集體的信念及曆法顯示的吉凶。我擺脫了擁擠的大眾及其影響力。

問題	可能的原因	新思維模式
發燒	憤怒。發火。	我沉著而冷靜地展現愛與平靜。
發冷／畏寒	心理上的退縮、逃離與內縮。渴望躲起來、不希望被打擾。	我一直安全無虞，愛在周圍保護著我。一切安好。
皮膚	保護自己的個體性。感覺器官。	我覺得做自己很安全。
皮膚問題	焦慮、恐懼。過去那些埋藏已久、令人討厭的事物。覺得自己正遭受威脅。	我帶著愛，以喜悅與平靜的想法保護自己。過去已經被寬恕、被遺忘了。此刻我是自由的。
疹子	因延誤而惱怒。以幼稚的方式得到別人的注意。	我愛自己、肯定自己。我與生命的過程和平共處。
蕁麻疹／風疹塊	隱藏的小恐懼。小題大做。	我將平靜帶進生活的每個角落。
乾癬	害怕受傷害。讓自己的感受變麻木。拒絕爲自己的感受負起責任。	我對活著的喜悅感受敏銳。我值得並接受生活中最美好的一切。我愛自己、肯定自己。

圓癬／金錢癬	允許別人激怒自己。覺得自己不夠好或不夠乾淨。	我愛自己、肯定自己。沒有任何人事地物可以掌控我。我是自由的。
濕疹	激烈的對抗。情緒爆發。	我被和諧與平靜、愛與喜悅包圍著，並安住其中。我是安全無虞的。
雞眼	思想僵化。固執抓住過去的痛苦不放。	我從過去中解脫，並向前邁進。我很安全、很自由。
足部疣	對自己所了解的事物感到憤怒。對未來的挫折感蔓延開來。	我滿懷信心，輕鬆地向前邁進。我信任生命的過程，並隨之流動。
瘡	內在未表達出來的憤怒。	我以喜悅而正面的方式表達自己的情緒。
疥瘡／疥癬	受影響的想法。允許別人激怒自己。	我是生命活生生且充滿愛與喜悅的展現。我就是我自己。

問題	可能的原因	新思維模式
膿瘍	沉溺在傷害、輕蔑及報復的思想中。	我讓自己的思想自由。過去的已經過去了。我很平靜。
癤/疔瘡	憤怒。失去冷靜、激動。	我展現愛與喜悅。我覺得很平靜。
癰	因個人受到不公平的待遇而產生的破壞性憤怒。	我釋放過去，讓時間療癒我生命的每個領域。
老繭	根深柢固的觀念與想法。恐懼具體化。	以新的方式與觀念看待一切、體驗人生是很安全的。我敞開心接受美好的事物。
多毛症	掩藏的憤怒（通常是用恐懼來掩蓋）。極度想要責怪他人。不願意滋養自己。	我是我自己的父母，而且充滿了愛心。我被愛與肯定覆蓋著。展現出自己是安全的。
硬皮症	保護自己免受生活的傷害。不相信自己能支持及照顧自己。	我完全放鬆，因爲現在我知道自己很安全。我信任生命，也信任自己。

指甲	代表保護。	我安全地伸展。
咬指甲	挫折。侵蝕自我。對父親或母親的怨恨。	長大是安全的。我現在帶著喜悅，輕鬆地掌握自己的人生。
嵌甲／凍甲	對自己向前邁進的權利感到憂慮和內疚。	朝著自己的生命方向前進是我神聖的權利。我很安全。我是自由的。
發癢／瘙癢症	渴望去做平常不會做的事。不滿足。悔恨。渴望跳脫或離開。	我安然地處於現狀。我接受自己的美好，並且知道我所有的需求及渴望都會被滿足。
面皰（經常長青春痘的整體症狀）	不接納自己。不喜歡自己。	我是生命神聖的展現。我愛自己、接納現在的自己。
青春痘／黑頭粉刺	突發的小惱怒。	我讓自己的思緒冷靜下來，覺得很平靜。

問題	可能的原因	新思維模式
白頭粉刺	隱藏醜陋。	我接納自己，知道自己是美麗的、被愛的。
白斑病	覺得自己完全置身事外。沒有歸屬感。覺得自己不是團體的一分子。	我位處生命的中心點，並且在愛中與所有的生命完全連結在一起。
疣	輕微地表達厭惡。相信自己很醜陋。	我是全然展現的生命之愛、生命之美。
橘皮組織	儲藏起來的憤怒與自我懲罰。	我寬恕自己與他人。我自由地愛，並自在地享受人生。
柏哲德氏症／佩吉特氏病	覺得已經沒有立足之地。覺得沒人在乎自己。	我知道生命以偉大崇高的方式支持著我。生命愛我、關心我。
過敏	極度討厭某人。否定自己的力量。	這個世界既安全又友善。我很安全。

花粉症	情緒混亂。害怕曆法顯示的吉凶。認爲自己被迫害。內疚。	我與生命的一切是一體的。我一直很安全。
成癮	逃避自我。恐懼。不知道如何愛自己。	我發現自己好棒！我決定愛自己、欣賞自己。
酗酒	覺得「那有什麼用」、無力感、內疚、認爲自己不夠好、自我排斥。	我活在當下。每一刻都是新的。我選擇看見自己的價值。我愛自己、肯定自己。
食欲過盛	恐懼。需要被保護。批判自己的情緒。	我很安全。去感受一切是很安全的。我的感覺很正常，而且可以被接受。
缺乏食欲	恐懼。保護自我。不信任生命。	我愛自己、肯定自己。我很安全，我的生命安全且充滿喜悅。
厭食症	否定自我。極度恐懼、自我憎恨及自我排斥。	做自己很安全，我現在的樣子就很棒。我決定活下去。我選擇喜悅與自我接納。

問題	可能的原因	新思維模式
暴食症	令人絕望的恐懼。發了狂似地讓自我憎恨塡滿整個心，卻又急著擺脫它。	生命愛著我、滋養我、支持著我，活著是很安全的。
體重過重	恐懼、需要被保護。逃避感受。不安全感、自我排斥。尋求滿足。	我與自己的感覺和平共處。我現在的處境很安全。安全感是我自己創造出來的。我愛自己、肯定自己。
肥胖	過度敏感。通常代表恐懼及被保護的需要。恐懼可能是在掩飾隱藏起來的憤怒，也可能是對寬恕的抗拒。	我被神的愛保護著。我永遠安全無虞。我願意成長，並爲自己的生命負責。我寬恕他人，並創造出我想要的生活。我很安全。
手臂肥胖	因愛被剝奪而憤怒。	我可以安全創造我想要的所有的愛。

腹部肥胖	對於未被關愛、滋養感到憤怒。	我用靈糧滋養自己，我既滿足又自由。
臀部肥胖	對父母有一大堆難以釋懷的怒氣。	我願意原諒過去的一切。超越父母的限制是安全的。
大腿肥胖	童年累積的憤怒（通常是對父親）。	我知道父親只是個缺乏愛的小孩，因此我很容易寬恕他。我們兩個都自由了。
疲勞	抗拒、厭倦。不喜歡自己做的事。	我對生命充滿熱情與活力。
虛弱	心理上需要休養。	我讓自己的心智放假，讓它享受一段愉快的假期。
嗜睡症／猝睡症	無法應付生活。極度恐懼。想要逃離一切。不想待在這裡。	我相信神的智慧和引導會永遠保護我。我很安全。
神經	代表溝通、交流。接受能力強的播報員。	我自在且充滿喜悅地溝通、交流。

問題	可能的原因	新思維模式
太陽神經叢／腹腔神經叢	直覺反應。直覺力的中心。	我信任自己內在的聲音。我是堅強、明智又充滿力量的。
神經衰弱	自我中心。堵住溝通的管道。	我敞開自己的心，並且只創造充滿愛的溝通、交流。我很安全。我一切安好。
神經質	恐懼、焦慮、掙扎、匆忙。不信任生命的過程。	我正走在穿越永恆的無盡旅程中，時間很多，不必匆忙。我用心與人溝通。一切安好。
神經痛	因內疚而懲罰自己。因溝通不良而苦惱。	我寬恕自己。我愛自己、肯定自己。我用愛與人溝通。
痙攣	因恐懼而使自己的思想緊縮。	我釋放，我放鬆，我放下。我在生活中很安全。
僵硬（身體各部位的僵硬）	頑固又死板的想法。	讓自己的心智充滿彈性是非常安全的。

結節	職業生涯帶來的挫折、怨恨，以及受傷的自我。	我釋放我內在的拖延模式，現在成功非我莫屬。
麻木（感覺異常）	不願付出愛和關懷。在心理上沒有感覺。	我分享我的感覺、我的愛。我回應每個人心中的愛。
麻痺	讓人無力的想法。被困住了。	我是個自由的思想者，按照自己的想法行事。我擁有美好的體驗，並覺得自在、喜悅。
昏迷	恐懼。想逃離某事或某人。	我們用愛與平安包圍著你。我們爲你創造一個療癒的空間。你是被愛的。
大小便失禁	情緒氾濫。控制情緒多年。	我願意去感受。表達情緒是安全的。我愛我自己。
癱瘓	恐懼。驚駭。想逃離某個狀況或某個人。抗拒。	我與生命的一切是一體的。所有的狀況都完全難不倒我。
持續性疼痛	渴求愛。渴望被擁抱。	我愛自己、肯定自己。我充滿了愛，而且討人喜歡。

問題	可能的原因	新思維模式
帕金森氏症	恐懼。想要控制一切人事物的強烈渴望。	我放鬆自己，因爲我知道自己很安全。生命是支持我的，所以我信任生命的過程。
不治之症	目前無法藉由外在的方法醫治，必須進入內在療癒。不治之症從虛無中來，亦將歸於虛無。	每天都有奇蹟發生。我進入自己的內在化解造成這個不治之症的模式，而且現在就接受來自神的療癒。就是這樣！
多發性硬化症	心理上的堅硬、冷酷無情、鐵石心腸、沒有彈性。恐懼。	藉由選擇充滿愛與喜悅的想法，我創造了一個充滿愛與喜悅的世界。我很安全、很自由。
肌萎縮性脊髓側索硬化症（ALS，俗稱「漸凍症」）	不願接受自我價值、拒絕成功。	我知道我是有價值的。成功是很安全的。生命深愛著我。

紅斑性狼瘡	放棄。寧可死也不願支持自己。憤怒與懲罰。	我輕鬆自在地爲自己發聲。我擁有自己的力量。我愛自己、肯定自己。我很自由、很安全。
過動症	恐懼。覺得有壓力，而且快發狂了。	我很安全。所有的壓力都消失了。我已經夠好了。
注意力不足過動症（ADHD）	缺乏靈活度。對世界的恐懼。	生命愛我。我愛自己本來的樣子。我可以自由地創造適合我的喜悅生活，我的世界一切安好。
亨丁頓舞蹈症	因無法改變他人而怨恨。絕望。	我將所有的控制權釋放給宇宙。我與自己及生命和平共處。
老化問題	被社會信念影響。舊有的思想。害怕做眞正的自己。抗拒當下。	我喜愛並接納每個年紀的自己。生命中的每一刻都是完美的。
慢性病	拒絕改變。對未來感到恐懼、覺得不安全。	我願意改變和成長。我創造出平安的、全新的未來。

問題	可能的原因	新思維模式
健忘症	恐懼。逃避生活。無法爲自己挺身而出。	智慧、勇氣與自我價值永遠都在。活著是很安全的。
失智症	拒絕面對世界。絕望與憤怒。	我位在對我而言最完美的地方，而且一直很安全。
年老糊塗	回到所謂「童年的安全感」中。需要他人的關心和注意。一種控制周遭人的形式。逃避。	來自神的保護。安全。平靜。宇宙智慧在生命的每個層面運作著。
阿茲海默症	拒絕面對世界。絕望、無助、憤怒。	我永遠有更好的新方式可以體驗生命。我寬恕並放下過去的一切。我進入喜悅之中。
癌症	深層的傷害、長久的怨恨。因深藏的祕密或悲痛侵蝕了自我。背負著仇恨。覺得「那有什麼用？」	我以愛寬恕並放下過去的一切。我決定讓自己的世界充滿喜悅。我愛自己、肯定自己。

腫瘤	滋養舊有的傷害與打擊。滋生悔恨。	我帶著愛釋放過去，然後轉而將焦點放在嶄新的這一天。一切安好。
恐慌	恐懼。無法隨著生命的流動而移動。	我有能力，也很堅強。我可以處理生命中的所有情況。我知道要做什麼。
焦慮	不信任生命流動的過程。	我愛自己、肯定自己，並信任生命的過程。我很安全。
冷漠	拒絕去感受一切，讓自己麻木。恐懼。	去感受一切是很安全的。我敞開來接受生命。我願意體驗人生。
哭泣	眼淚是生命之河，人在喜悅、悲傷或恐懼時都會流淚。	我與自己所有的情緒和平共處。我愛自己、肯定自己。
憂鬱症	覺得自己無權擁有的憤怒。絕望。	現在我超越了他人的恐懼和限制。我創造自己的人生。

問題	可能的原因	新思維模式
失眠	恐懼。不信任生命的過程。內疚。	我帶著愛告別這一天，進入平靜的夢鄉，並且知道明天的事老天自有安排。
自殺念頭	以「非黑即白」的兩極化觀點看待生命。拒絕看見其他的出路。	我活在所有的可能性之中。永遠有其他出路。我很安全。
死亡	代表生命這場電影演完了。	我滿懷喜悅地朝新的經驗層次前進。一切安好。
出生	代表進入生命電影的這個段落。	這個孩子現在展開一段喜悅又美妙的新生命。一切安好。
出生缺陷	業力。未完成的事。你選擇以這種方式來到人間。我們選擇自己的父母和孩子。	每個經驗對我們的成長過程都是完美的。我與自己的處境和平共處。

兒童疾病	相信曆法顯示的吉凶、社會觀念和錯誤的規範。身邊的大人有幼稚的行爲。	這個孩子被神保護著、被愛圍繞著。我們具有心理免疫力。
兒童眼疾	不想看見家中發生的事。	這個孩子現在被圍繞在和諧、喜悅、美麗與平安之中。
嬰兒腸絞痛	心理上的惱怒、不耐煩、覺得被周遭事物打擾。	這個孩子只會回應愛和充滿愛的想法。一切都很平靜。
尿床／遺尿症	害怕父母（通常是父親）。	這個孩子被用愛、憐憫與理解看顧著。一切安好。
腺樣體肥大	家庭摩擦、爭執。小孩覺得自己不受歡迎或很礙眼。	這個小孩被需要、被深愛著，而且受人歡迎。
腦性麻痺	需要以愛的行動團結家人。	我爲一個團結、充滿愛又平靜的家庭做出貢獻。一切安好。

後記
露易絲的話

親愛的讀者，謝謝你們與我一起踏上這段旅程。

與蒙娜麗莎一起創作這本書，爲我提供了充分的機會來更了解自己的作品。現在，我對多年來所教授的內容有了更深入的了解。我看到了健康與疾病模式的深度，以及這如何影響我們的生命。我更加清楚地看到了個人的想法、情緒和健康是多麼緊密地聯繫在一起。

我知道你會運用本書的資訊來打造健康快樂的生活。這將會是新一波的個人療癒風潮！

Eurasian Publishing Group
圓神出版事業機構 方智出版社 Fine Press
www.booklife.com.tw reader@mail.eurasian.com.tw

方智好讀 171

一切安好：結合醫學、肯定句與直覺力的身心靈完全療法

All is Well: Heal Your Body with Medicine, Affirmations, and Intuition

作　　者／露易絲·賀（Louise L. Hay）、蒙娜麗莎·舒茲（Mona Lisa Schulz）
譯　　者／陳孟君
發 行 人／簡志忠
出 版 者／方智出版社股份有限公司
地　　址／臺北市南京東路四段50號6樓之1
電　　話／（02）2579-6600·2579-8800·2570-3939
傳　　真／（02）2579-0338·2577-3220·2570-3636
副 社 長／陳秋月
副總編輯／賴良珠·李宛蓁
主　　編／黃淑雲
責任編輯／李亦淳
校　　對／黃淑雲·李亦淳
美術編輯／李家宜
行銷企畫／陳禹伶·蔡謹竹
印務統籌／劉鳳剛·高榮祥
監　　印／高榮祥
排　　版／陳采淇
經 銷 商／叩應股份有限公司
郵撥帳號／18707239
法律顧問／圓神出版事業機構法律顧問　蕭雄淋律師
印　　刷／祥峰印刷廠
2024年5月 初版

本書提供的資訊不應取代專業醫療建議，請務必諮詢合格的健康照護專業人士。如何運用本書資訊，請由讀者謹慎斟酌後自行決定，也由讀者自負風險。作者與出版社皆無法為運用或誤用本書建議，或因未採行醫療建議而產生的任何損失、索賠或損害負責。

定價 460 元　ISBN 978-986-175-794-0

「愛、意念、祈禱與感恩，會喚起光的力量。」

——《身體密碼：找到身心靈失衡的關鍵，啓動內在自癒力》

國家圖書館出版品預行編目資料

一切安好：結合醫學、肯定句與直覺力的身心靈完全療法／露易絲・賀（Louise L. Hay），蒙娜麗莎・舒茲（Mona Lisa Schulz）著；陳孟君 譯.
-- 初版. -- 臺北市：方智出版社股份有限公司，2024.05
336 面；14.8×20.8公分. --（方智好讀；171）
譯自：All is Well: Heal Your Body with Medicine, Affirmations, and Intuition
ISBN 978-986-175-794-0（平裝）

1. CST：心靈療法 2. CST：心身醫學
418.98　　113003316